◆藤田博士の毛髪蘇生法

55歳のハゲた私が76歳でフサフサになった理由

東京医科歯科大学名誉教授・医学博士
藤田紘一郎

青萠堂

〔目次〕

第2章 腸内細菌が髪の大敵「活性酸素」を消す 47

第3章 性ホルモンは「枯らさず増やさず」が毛髪力の極意 93

カバーデザイン・熊谷博人
本文デザイン・スタジオねこの手

プロローグ

◆育毛剤の頭皮ケアより、腸に〝発毛力〟を送り込もう

発毛力をよみがえらせるのに必要なのは頭皮ケアではなく、腸の健康な力であるというと皆さん意外な顔をするでしょう。髪の毛が最近やけに薄くなったなというときには、生活の中に原因があることがほとんどです。それを改善するのが腸の活性化で、一気に毛髪力を高めるのです。

実は私自身にもつらい体験があります。五十代の半ばで、私もツルツル頭になりかけたことがありましたが、七十七歳の今、薄毛の悩みは遠いものになっています。でもそのお話をする前にこの企画の発端《ほったん》からお話しましょう。

あれはちょうど1年前のことだったでしょうか。

本書を出版してくれる青萠堂の社長が、私の研究室に1枚の企画書を携えてやってきました。企画書のタイトルは「腸をかえれば毛髪力がよみがえる（原題）」。私は社

長の頭を見ながら、なるほどと、同情を禁じえませんでした。正直に申しまして、相当に薄毛の進んだ頭をしていたからです。

そんな私の様子を一瞥《いちべつ》した社長は、切々と企画に対する思いと自身の「悲しい」失われた頭髪の歴史を語り始めました。

社長の薄毛が始まったのは、20年前、五十歳になる少し前だったといいます。当時は大手出版社で編集の要職を担い、超多忙な日々を過ごしていたそうですが、働き盛りの四十代、体力に任せ、大げさに言えば二十四時間仕事漬けの毎日も苦にならなかったといいます。仕事の残業は深夜どころか明け方に及ぶこともあり、睡眠不足のまま出社して山積みの仕事を片付けるという生活を続けていたある年末、家族で温泉に行った時のことです。湯舟に浸かると胸に強い痛みを感じ、見ると赤い湿疹が広がっていました。帯状疱疹《たいじょうほうしん》でした。

「過度のストレスが原因だから、治るまで様子をみるしかない」

というのが医師の診断だったといいます。

社長の薄毛がひどくなったのはちょうどこの頃からです。ただその時はストレス過剰な多忙な生活が薄毛を引き起こしていると結びつかず、帯状疱疹との関連など疑いもせず、新製品の育毛剤を漁り、タレントがテレビや通販でおすすめしていた育毛器具など、およそ頭髪によいといわれるものは様々に試してみました。しかしいずれも劇的な効果は得られず、、今日まできてしまったのだそうです。社長は、私が以前書いた本の「糖質制限と腸内環境の改善によって、ハゲかかった頭皮に髪がよみがえった」という一節を読み、発毛力をとり戻すには、食事と腸内細菌が何より大事だということを知りました。

「今たくさんの人が私のようにどうすることもできずに悩んでいると思います。日本中の薄毛の方々を救えるのは、腸の専門家である先生の本しかありません」と真剣に訴えてきたのです。

私にも、社長のつらい気持ちがよくわかりました。詳しいことは本文でお話ししますが、私もつるつる頭になりかけたことがあったからです。

みなさんは、薄毛を改善するには、シャンプーをしっかりやって皮脂をとり除き、発毛剤や育毛剤で頭皮ケアをすることが大事だと思っているかもしれません。しかし、発毛力をよみがえらせるのに必要なのは頭皮ケアではないのです。むしろその努力が薄毛を進行させているかもしれません。

このところ、薄毛の治療法における研究がますます進んでいます。

東京医科歯科大学の西村栄美教授のグループは、加齢とともに薄毛になるのは、毛穴の奥にあるコラーゲンがなくなり、毛になる細胞が働かなくなるためだとする研究結果を今年2月、米科学誌サイエンスに発表しました。西村教授は「5～10年のうちに脱毛を防ぐような治療薬を開発したい」と話しています。

画期的な治療薬の開発は心待ちにされるところです。

ただし、薬に頼らずとも、今、私たちにできることはたくさんあります。5～10年間も待っていては、薄毛がどんどん進んでしまう心配もあります。みなさんは、髪の毛を守るには、シャンプーをしっかりやって皮脂をとり除き、発毛剤や育毛剤で頭皮ケアをすることが大事と思っているかもしれません。しかし、こうした努力が。むしろ、薄毛を進行させている可能性さえあります。「薄毛は遺伝だ」という人もいますが、遺伝より大きな原因は、食事と生活の中に潜《ひそ》んでいます。遺伝など、正直たいした問題ではないでしょう。

髪の毛がいっきに減るときには、生活の中からくる腸内環境の乱れに原因があることがほとんどです。それを元から改善していくことが、毛髪力を高めるのです。

その方法とは、ほんの少しの努力、腸内環境を整えるためにほんの少し食事のしかたなどを変えるだけでいいのです。私は髪の毛の専門家ではないけれども、企画の熱意に応えたくなり、腸の力を借りて行う発毛対策法を、私の経験を交えながら1冊にまとめることにしました。

確かに、完全に毛髪を失ったあとの期間が長くなるほど、毛髪の再生は難しくなるでしょう。それでも、本書が毛髪力をよみがえらせることに役立ち、薄毛に悩む読者の方々が鏡を見て喜んでいただければ本書は成功ということになるでしょう。それは、読者の方々をおおいに勇気づける成果となるはずです。

藤田紘一郎

腸内発毛力の証《あかし》

第1章

「糖質制限」で髪の毛がフサフサと生《は》えてきた

◆ハゲは単なる老化現象か

55歳のころ、私は鏡を見るたびに憂鬱な気分になっていました。セットした髪の間から地肌がうっすらと見えるようになってきたからです。

「男だもの。いずれハゲるかもしれない」、覚悟のようなものはあったものの、薄毛を実感し始めたときの気持ちといったらないでしょう。心までまで老け込んでいくようでした。

あれから20年間が過ぎました。

私は、ツルツル頭にならずにすみました。同世代の集まりに参加すると、「藤田はどうしてそんなに髪がフサフサしているんだ」とうらやましがられるほどです。55歳の自分と見比べてみても、76歳の今のほうがフサフサしていると自慢できます。

なぜ、私の毛髪は、よみがえったのでしょうか。

55歳でハゲを感じてからの10年間は、「ハゲに効く」と巷でいわれる、あらゆる方法を試しました。頭皮マッサージはもちろん、発毛剤も育毛剤も使いました。

友人にすすめられれば、少々高価な薬剤にも手を出しました。髪の毛に月数万円はかけていたでしょうか。しかし、いずれの方法も、髪の毛が私の頭皮から離れていくのを止めてはくれませんでした。

薄毛は老化現象の一つといわれます。しかし、みなさんが薄毛に悩まされ始めたとき、生活の中に何か原因と思われる悪い習慣が潜んではいなかったでしょうか。

私にはあります。ハゲの進行に思い当たる節《ふし》があったのです。

このころの私の体調は、まさしくガタガタでした。大学の教授という仕事や自らの研究、たびたびの海外出張などで、寝る間も惜しいほどでした。そんな自分でもどうしようもないほどの過度のストレスを、食べることで発散するようになりました。

昼食は、こってりラーメン、半ライス、餃子を食べるのが定番の一つでした。白米やパンも大好きでした。中国に出張した際には、大盛りのチャーハンを1人で2杯も平らげていました。疲れたときにはアイスクリームやチョコレートなど甘いものを口にしては、ひとときの幸福感にふけっていました。

まさに医者の不養生、そんな生活は、まもなく体に病気をつくり出しました。重度の糖尿病になってしまったのです。

「糖尿病の人にハゲが多い」

「糖尿病がよくなれば、ハゲも治る」

こんな話を聞いたことがないでしょうか。

糖尿病とハゲの関係を一種の都市伝説ととらえる医師は少なくありません。しかし、両者の関係性は強いと私は考えます。糖尿病は体内の栄養状態を悪くする病いだからです。もっと端的にいえば、炭水化物です。

そしてこのとり過ぎが影響していると考えられます。炭水化物のとり過ぎは、糖尿病も引き起こしますが、脱毛もうながします。実際に私も炭水化物を控えるようになったら、それだけで髪に元気が戻ってきました。

炭水化物は、ご飯やパン、麺類などの主食となる食品の主栄養素です。「炭水化物＝糖質＋食物繊維」とも表現できます。毛髪によくないのは、炭水化物から食物繊維を削ぎ落とした糖質です。玄米から食物繊維を落とした白米、白い小麦、白い砂糖などは、過剰に摂取すると愛すべき髪の毛を失う原因となるのです。

白い主食、砂糖のとり過ぎは髪の毛を薄くする

◆白米を食べ過ぎると、なぜハゲる?

医者が重度の糖尿病になったなんて、お恥ずかしい話ですね。しかし、だからこそわかったこともたくさんありますし、みなさんにお話ししたいことも多くなりました。

私が糖尿病だと気づいたのは、2002年、63歳のころです。

インドネシアで、長期にわたる医療調査を行っているときでした。暑いさなか、激しい活動が連日続きました。脱水症状の予防のため、スポーツドリンクを朝に夜に飲み続けていました。すると、体が急激にやせてきたのです。

わずか一週間でウエストも腕の筋肉も細くなり、体重が5キロも減ってしまいました。尿はやけに泡立っています。なめてみると、甘みを強く感じました。

慌てて血糖値を計ると、空腹時で500㎎／dLを超えていたのです。正常値は80〜110ですから、明らかに異常といえるでしょう。

近年、初夏から初秋にかけて、熱中症を起こして5万人以上もの人が救急車で運ばれています。死の危険性の高い症状だけに、予防法が声高にうたわれますが、熱中症予防のためといってスポーツドリンクをがぶ飲みしては絶対にいけません。スポーツドリンクには、ペットボトル1本（500ml）に20〜30グラムもの糖分が入っています。具体的にいえば、スティックシュガー10本分にも相当します。

熱中症が問題なのは、汗として水分と一緒にナトリウムが出てしまうことです。補充しなければいけないのは、糖分ではなく塩分と水分です。ところが最近では、スポーツドリンクが熱中症予防の第一選択肢のようにとり上げられます。そんな情報に惑わされ、スポーツドリンクをがぶ飲みして起こる急性の糖尿病を俗に「スポーツドリンク症候群」といいます。そして、詳しいことはあとでお話ししますが、スポーツドリンクのような清涼飲料水も抜け毛を増やす一因になります。

私の場合、長年にわたるストレス過剰の生活の中で暴飲暴食をくり返し、糖質を大量に摂取していたことによって糖尿病になる土台がつくられていたのだと思います。そこに、ペットボトルを連日がぶ飲みしてしまったために、いっきに血糖値が上がり、重度の糖尿病を起こしてしまったのでしょう。

帰国後、私は後輩の糖尿病専門医に主治医になってもらい、食事療法の指導を徹底的に受けました。日本糖尿病学会が推奨する食事療法は、カロリーの数値を重視し、エネルギーの約6割を糖質から摂取するというものでした。

糖尿病になると、食事制限のわずらわしさにつきまとわれることになります。とくに面倒なのはカロリー計算です。身長から1日のエネルギー摂取量の目安を割り出し、その数値を80Kカロリーで割ります。糖尿病の食事療法では80Kカロリーを1単位という呼び方をし、「あなたは、1日に何単位までしか食べてはいけませんよ」と注意を受けるのです。食事に単位をつけて細かな計算をさせるような食事療法を継続するのは大変で、私の高血糖は薬物療法に頼ってようやく安定するようなありさまでした。

このときの食生活をふり返ってみると、私はカロリー制限ばかり考えて食事をしていました。指定の数値以内であれば、主食をきちんととることを指導されていましたから、白米もラーメンも、餃子も、パンも、食べてしまっていたのです。

実は、これがいちばん体にも髪にもよくなかったのです。

糖尿病は、すい臓のランゲルハンス島のβ細胞から分泌されるインスリンに問題が生じて起こります。インスリンというホルモンには、血液中のブドウ糖を細胞にとり込ませて、エネルギーとして利用させたり、蓄えさせたりする働きがあります。このホルモンの分泌量が減ったり、その働きが悪くなったりすると、ブドウ糖が細胞内にうまくとりこまれず、エネルギーとして活用されなくなります。血糖値が高くなったり、尿に糖が出るようになったりするのは、ブドウ糖が体内であふれてしまっているためです。私のように急激に体重が減る人も少なくありません。これはとても危険な状態です。

ただ、何よりも怖いのは、合併症です。血管や神経がボロボロになるなど、体のあちこちに障害が生じます。抜け毛が増え、薄毛が進行し、場合によってはツルツルになってしまうのも、合併症の一つといえるでしょう。

生活習慣が原因で生じる糖尿病は、インスリンは分泌されているものの、働きが悪いために起こります。インスリンの活動量が落ちる最大の原因は、糖質の過剰摂取にあります。ブドウ糖が常に大量に入ってくることで、β細胞は対応しきれず、疲れ切り、機能がおかしくなってしまうのです。

こうして考えてみれば、糖尿病の治療に必要なのは、カロリー計算ではなく、糖質制限であるのは明らかだったのです。

カロリー制限しても、抜け毛はとまらない

◆糖質制限で毛髪力がよみがえった！

糖尿病と薄毛の改善には、カロリー計算よりも糖質制限が必要ということを、もっと早くに気づいていればよかったのです。

しかし私も医者のはしくれ、現代医療が示すこと、しかも後輩の専門医が語ることが間違っているとは当時は思いもしませんでした。

まずは日常生活の改善、によって高血糖が治まらない場合、薬物療法を行います。インスリン製剤を投与するのです。

治療のおかげで、私の血糖値はやや高めで推移しつつも、なんとか無事に過ごしていました。

ところが、2010年に再び急激な体重の減少が始まったのです。ウエストやお尻の脂肪だけでなく、筋肉までも急激に失われていくのを感じました。調べると体重は5キロ減り、空腹時の血糖は450mg／dL以上になっていました。

ふりかえってみれば、前回も今回も、体力が落ちる夏場に高血糖が起こっていました。このとき私は、はっきりと気づきました。糖質のとり過ぎと疲れ、ストレスによってすい臓のβ細胞が疲弊することが、糖尿病を発症させる原因になっていたのです。

「総摂取エネルギーの約6割を糖質からとる、なんて治療法をしていては、糖尿病を治すどころか、大変なことになってしまう」。そう考えた私は、糖尿病の克服にむけて、国内外の文献を読み漁りました。

そして、日本では江部康二先生（高雄病院理事長）が糖質制限食を提唱していることとを知りました。この食事療法はきわめて簡単です。カロリー総数はあまり気にせず、糖質を抜けばよいだけです。食事のたびにカロリー制限にイライラしなくてもよくなったことだけでも、どれほど心身を安定させてくれたでしょうか。

世間一般では、「ブドウ糖は脳の唯一の栄養素」といい、「糖質制限をすると、頭がボーッとして脳機能が悪くなる」と脅す人もいますが、そんなことはありません。そもそも脳の栄養となるのはブドウ糖だけではないのです。人間の体とはそんなに単純ではありません。脳が働かなければ生命を維持できないというのに、たった一つの栄養素に頼り切るはずがないでしょう。

糖質制限を始めると、わずか2週間で私の高血糖は空腹時血糖が90㎎／dLまで低下しました。それだけではありません。中性脂肪も減り、善玉コレステロールと呼ばれるHDLの値が増加しました。体重も10キロも減り、ダイエットにも成功しました。

何よりも嬉しかったのは、髪の毛に元気が戻ってきたことです。

糖質制限により血糖値が落ち着くだろうことは、予測していたことです。体調の改善も、ダイエット効果も期待していました。けれども、髪の毛の状態までよくなっていくとは、思ってもいませんでした。
ここから私は薄毛と糖質制限の関係性に俄然、興味を持ち始めたのです。

糖質制限は2週間で結果が出る

◆体がスローミイラ化を起こしている

なぜ、糖質を制限すると、毛髪力がよみがえるのでしょうか。
キーワードは2つあります。「AGE」と「活性酸素」です。

◎糖質制限食による前後の劇的変化(著者のケース)

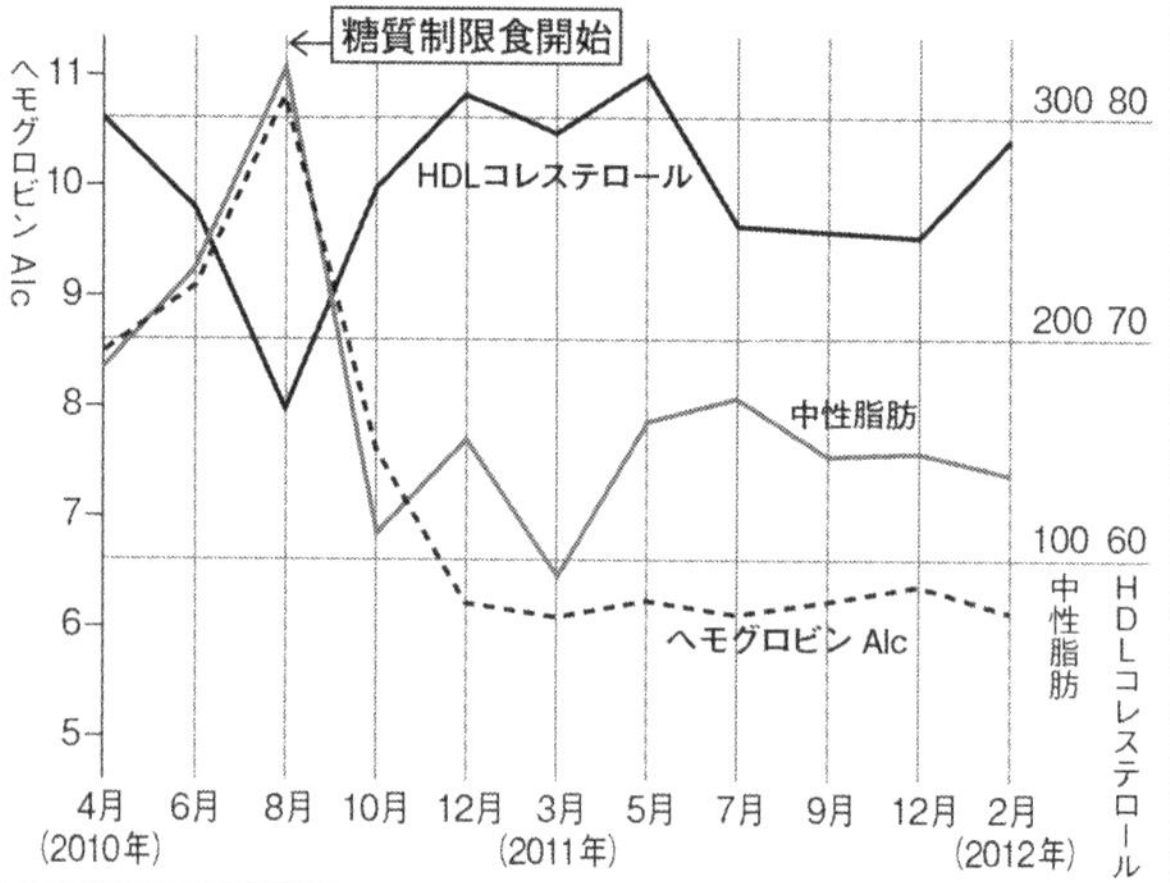

まずはAGEからお話ししましょう。

AGEとはAdvanced Glycation Endproductsの頭文字をとった略語で、日本語に直すと「終末糖化産物《しゅうまつとうかさんぶつ》」といいます。糖化とは、たんぱく質と糖質が結びつき、たんぱく質が劣化する反応をいいます。糖化したたんぱく質からは、悪玉物質が大量につくられます。それが、AGEです。AGEは老化の元凶となる最悪の物質として、医療界だけでなくアンチエイジング業界でも危険視されています。

人体の主な成分比率は、水分を除くと、たんぱく質が約46%、脂質が約43%、ミネラルが約11%、糖質はわずか1%です。

これに対して食事の主な成分比率は、糖質が約68%、たんぱく質が約16%、脂質が約11%、ミネラルが約5%です。

この数値を見て、大きな違和感を覚えないでしょうか。人体と現代人の食事の成分比率は、まったく適合していないのです。たんぱく質を主成分とする体内に大量の糖質を入れてしまうという、危険な食事を私たちはしていることになります。

私たちの体内のたんぱく質は、糖と結びつく反応が進むと、シッフ塩基《えんき》という物質を経て、アマドリ化合物というたんぱく質に変質します。

シッフ塩基やアマドリ化合物は、糖の濃度が下がれば、もとの正常なたんぱく質に戻ります。しかし、アマドリ化合物が高濃度の糖にある程度さらされると、本来のたんぱく質とは似ても似つかない「糖とたんぱく質の化合物」が生成されます。これがＡＧＥ、たんぱく質と糖質から最終的に生まれる「終末糖化産物」なのです。

ＡＧＥとは終末糖化物質の総称であり、種類は「カルボキシメチルリジン」や「ペントシジン」「クロスリン」など数十もあります。

アマドリ化合物からＡＧＥへと変質する反応は一方通行です。いったんＡＧＥになってしまうと、もとのたんぱく質や糖質に戻れなくなるのです。

ＡＧＥが体のあちこちに蓄積すると、その部位の老化が著しく進み、「スローミイラ現象」が起こります。糖質のとり過ぎによって、体内のたんぱく質がゴミたんぱくであるＡＧＥに変わり、老化がどんどん進んでいく現象のことです。たんぱく質はもとのみずみずしさを失ってゆっくりと体がミイラのように干からびていくということです。

体のスローミイラ化が進めば、老化、不調、病気がいっきに襲いかかってくることになります。

たとえば、認知症になります。脳細胞が萎縮するからです。

糖尿病による合併症も進行しやすくなります。AGEが血管内皮細胞などを傷つけるからです。

コラーゲンにAGEが蓄積すれば、肌のたるみやくすみが進行します。コラーゲンもたんぱく質の一種で、皮膚や筋肉、内臓、骨、関節、目などあらゆる全身の組織にあって、細胞をつなぎとめる働きをしています。いわば細胞と細胞をくっつける糊《のり》のような役割です。また、細胞を整然と正しく並べる働きも持ちます。そのコラーゲンにAGEが蓄積すれば、もはや本来のコラーゲンとしての働きを失うことになります。

加齢とともに、顔にシワが増え、そのシワも深くなっていきます。かつてはピンと張っていたはずの肌も、重力にさからえなくなってたるみ、シミやソバカスが目立ち、黄ばんでくるでしょう。これもスローミイラ現象の一種です。

多くの女性は、そんな老化現象に逆らおうと、日々、高価な基礎化粧品でお肌のケアをするのだと思います。しかし、コラーゲンのAGE化が進んでしまえば、そんな努力は空しいだけです。美肌づくりに必要なのは、高級化粧品などではなく、AGEをこれ以上増やさない食生活です。

髪の毛にもこのことがあてはまるのは当然のことでしょう。

髪は頭皮から生えています。頭皮にAGEが蓄積してしまえば、髪は充分に栄養も水分も得られなくなります。薄毛を意識するとき、抜け毛の多さとともに、髪の毛にコシがなく、へなへなと弱ってきたことに気づくでしょう。これは、頭皮のスローミイラ化が進み、元気な髪を生み出せなくなっている表れです。

また、髪の毛そのものもスローミイラ化します。髪の毛の成分は、8割以上を「ケラチン」というたんぱく質が占めているのです。たんぱく質の多い髪もスローミイラ化を起こしやすい組織の一種といえるのです。

糖質のとり過ぎが、ゴミたんぱくをつくり出す

◆頭皮がさびれば、髪は生えない

体を老化させ、薄毛を進行させるもう一つのキーワードは「活性酸素」です。健康情報に詳しい人ならば、たびたび目にしたことのある言葉でしょう。この活性酸素の働きをいかに抑え込むかが、老化のスピードをコントロールするカギの一つとされています。

老化とは、体のさびともいわれます。私たちの体も、鉄やリンゴなどと同じく酸化すれば劣化するのです。

「髪が薄くなった」「白髪が増えた」「物忘れが多い」「肌のシミやシワが増えた」「視力が弱くなった」など、歳をとると体の衰えを感じることが多くなります。そうした老化現象こそが、さびつきのサインです。

なぜ、人の体がさびるのでしょうか。

私たちは呼吸によって、1日500リットル以上の酸素を体内にとり込んでいます。酸素を使って食事でとった栄養素を燃やし、エネルギーをつくり出しています。問題となるのは、その過程で吸い込んだ酸素の約2％が、活性酸素にかわってしまうことです。

活性酸素は、酸素よりもはるかに強い酸化力を持ちます。酸化とは、ご存じのとおりさびることです。活性酸素の酸化力とは、ふれたものをたちまち酸化させてしまうほど強いものです。

そんなに危険なものをなぜ、私たちの体はつくり出すのでしょうか。

もともと活性酸素には、強い攻撃力で体内に侵入したウイルスや細菌などの外敵を退治するという役目があるのです。活用されなかった活性酸素は害となりますから、体にはそれを無毒化する機能も備わっています。

ところが、その身体機能を上回って活性酸素が発生してしまうとどうなるでしょうか。健康な細胞まで酸化してしまい、老化や病気のもとをつくり出します。

現代人は、活性酸素を過剰に発生させやすい社会に生きています。

活性酸素は、「敵」とみなされる異物が体内に入ってくると、それを退治するために発生することはお話ししました。私たちの体の細胞は、1万年前から変わっていないことがわかっています。1万年前とは、裸当然の姿で野山を駆け回っていた祖先の時代です。このときになかったものは、体にとっては認識できない異物ととらえられます。異物は敵とみなされます。活性酸素を発生させる原因となるのです。

現代社会は1万年前になかったものであふれています。食品添加物や薬剤などの化学物質や農薬、大気汚染、タバコのニコチンなどは、1万年前の細胞が知らなかったものです。

現代人が常に浴びている電磁波も、体にとっては異物です。スマートフォンやパソコンなどからは強力な電磁波が発せられていますし、電気や冷蔵庫、電子レンジ、IH機器などからも電磁波は出ています。駅の改札をICカードを使って通るだけでも、相当の電磁波を浴びているのです。

このように高度に発展した文明社会のつくり出したもののほとんどすべてが、体内の活性酸素量を増やす一因になるのです。

体の細胞が活性酸素に攻撃されると、細胞膜の脂質が酸化して、栄養と老廃物の出し入れがスムーズにできなくなり、老朽化します。頭皮の細胞が酸化すれば、髪に十分な栄養を与えられないばかりか、頭皮に老廃物が蓄積していくことになります。

また、細胞核の遺伝子が活性酸素に傷つけられれば、細胞が変異したり、死滅したりします。毛髪をつくり出す毛母細胞や、毛母細胞をつくる毛根幹細胞が活性酸素にたびたび攻撃されて死滅すれば、新しい元気な髪をもはや生み出せません。

薄毛を改善させたいならば、頭皮に活性酸素を発生させるリスクを減らすことも大事です。

私たち現代人は、大量のシャンプーやコンディショナーを使って毎日のように髪を洗います。シャンプーの洗浄成分である界面活性剤や香料、色素は自然界にない化学合成品であり、頭皮につければ活性酸素を発生させる一因になります。

洗髪後、ドライヤーで髪を乾かせば、大量の電磁波を頭皮に浴びせかけることになります。

シャンプーもドライヤーも、髪の毛のために必要なものとみなさんは思っているでしょう。しかし、そうした習慣が薄毛をつくる一因になっていることも知らなければいけません。シャンプー剤については第4章にて詳しくお話しします。

電磁波を浴びると頭皮がさびる

◆薄毛は食事で改善できる

ＡＧＥも体内の活性酸素の発生量を増やす原因になります。

1万年前、狩猟採集生活を送っていたころの祖先は、現代のように糖質偏重の食事をしていませんでした。主食というカテゴリーを持ったのは、人類が農耕を始めてからのことです。日本でいえば、縄文時代晩期から弥生時代になってからです。糖質の摂取量が少なかった狩猟採集民族には、ＡＧＥの発生は起こり得なかったのです。

医療のなかった時代ですから、感染症やケガ、出産などで命を落とすことは多かったでしょう。一説によれば、狩猟採集時代の人類の平均寿命はおよそ40歳とされています。

しかし、感染症やケガ、出産などで早世しなければ、現代の先進国の人々と変わらない年数を長生きしていたともいわれています。

今の日本人の４大疾病は「がん・心筋梗塞・脳卒中・糖尿病」です。これらのすべてにＡＧＥと活性酸素が関与しています。ＡＧＥと活性酸素こそが、現代病をつくり出す元凶といっても過言ではありません。

そうした元凶と無縁だった狩猟採集民族の祖先は、４大疾病を発症することはなかったはずです。感染症やケガなどを回避できれば、健康に若々しく生き、ピンピンコロリと死んでいったのでしょう。

こうして考えれば、老化のスピードをゆるやかにし、病気にならない体づくりには、まずはＡＧＥを生み出さない食生活こそ重要だとわかります。そんな食生活を始めることが、あなたの薄毛を改善する第一歩ともなるでしょう。

第一には、くり返しお話ししているように糖質を制限することです。

具体的には、白米や小麦粉製品、砂糖など食物繊維をそぎ落としてしまった、「真っ白な」食品を控えましょう。砂糖や小麦粉をたっぷりと使ったお菓子類もＡＧＥの発生量を増やします。

また、食物繊維を持たない糖質は、腸にてすみやかに吸収され、血糖値をいっきに上げてしまいます。

大量の糖が血液中に急激に入ってくることを食事のたびにくり返せば、その都度、すい臓のβ細胞はインスリンを大量に分泌しなければならず、β細胞は疲弊し、良質のインスリンを分泌できなくなります。その活動量も低下するでしょう。こうなると糖がエネルギーに変換されずにあふれてしまい、ＡＧＥの発生量を増やすことになります。

ＡＧＥはもともときれいなたんぱく質が、砂糖をまぶしたようにベトベトになった状態の物質です。たんぱく質の本来の働きを失っているばかりではなく、血管や組織にべっとりとくっつき、体外に排出されにくいのです。

自分自身の体内にどれくらいのＡＧＥがすでに蓄積しているのかを知る方法がありますＡＧＥの量を知るには、健康診断の血液検査の結果を見てください。

血糖値の指標にヘモグロビンＡ１ｃがあります。これは、血液中のたんぱく質であるヘモグロビンに糖がくっついてできる物質で、ヘモグロビンがＡＧＥ化する前段階の物質です。このヘモグロビンＡ１ｃの値から、体内のＡＧＥ化の状態を知ることができます。数値が高ければ、体内のＡＧＥ化がかなり進み、すなわち、薄毛が起こりやすい状態になっているとみることができるでしょう。

老化の度合いは、ヘモグロビンＡ１ｃの数値に現れる

◆体を糖化させない食事の選び方

糖化を避けることが、薄毛の改善と予防のためのカギを握ることを述べました。

そのためには、白米やパン、うどん、ラーメンなど白い主食を避けるとともに、小麦粉や砂糖を使ったお菓子類も控えることです。また、餃子や春巻きなど、小麦粉や

米粉でつくった皮を使う料理も糖質の過剰摂取を招くため、気をつけましょう。

さらに、食後の血糖値の急上昇を抑えることも大事です。

各食品が血糖値を上昇させる力は、「グリセミック・インデックス（GI値）」を見るとわかります。GI値とは、食品からとった炭水化物50gが血液に入るまでのスピードを、ブドウ糖の場合を100として比較し、数値化したものです。

GI値が高いものほど血糖値を早く上昇させます。反対に数値の小さなものほど、血糖値の上昇がゆるやかであることを表しています。

39ページに主な食品のGI値リストを載せましたので、食事を選択する際の参考にしてください。

たとえば、同じお米でも、精白米は81もあるのに対し、玄米は55ですみます。

うどんを食べるならば、日本そばを選んだほうがよいことがわかるでしょう。

果物を食べるならば、ブドウよりもりんごを、スイカよりもグレープフルーツを選んだほうがGI値を低く抑えることができます。

愛すべき髪の毛のことを思うのならば、うどんとミニ親子丼、ラーメン半チャーハンなど、麺類とご飯がセットになったような定食はやめましょう。ラーメンと餃子も危険な組み合わせです。

そうした定食は、ボリュームがあるのにお財布に優しく、満足感の高いメニューでしょう。しかし、こうした食事を好む人にこそ、薄毛は起こりやすいものです。大量の糖質を一度にとり入れることをくり返しているので、AGEが蓄積しやすいのです。

イモ類やでんぷん加工食品の食べ過ぎにも注意しましょう。とくに、みなさんの好きなジャガイモには気をつけてください。利用価値の高い食材ですが、1個で約20gもの糖質を含みます。

とくにフライドポテトはおすすめできません。じゃがいもを高温の油で揚げると、AGEのなかでも最凶といわれるアクリルアミドという発がん物質を含んでしまうからです。

一方、イモ類でもぜひ食べていただきたい食材もあります。それは、コンニャクと山芋です。

コンニャクはグルコマンナンという糖質を含んでいます。この糖質は人の消化酵素

髪の毛のために知っておく！
糖質を多く含む食品のＧＩ値リスト

◎髪の毛のためにも糖化を起こしにくい食品を選ぼう

おもな食品のGIリスト

高GI値食品	GI値	低GI値食品	GI値
穀物・パン・麺類			
精白米	81	玄米	55
食パン	91	小麦全粒粉パン	50
フランスパン	93	ライ麦パン	58
ベーグル	75	ピタパン	55
うどん	85	日本そば	54
パスタ(乾)	65	パスタ(全粒粉)	50
クロワッサン	70	中華そば	50
コーンフレーク	75	オールブラン(シリアル)	45
ケーキ・マフィン	75	春雨	26
赤飯	77		
ロールパン	83		
もち	80		
野菜・芋類			
じゃがいも	90	サツマイモ	55
ニンジン	80	グリンピース	45
とうもろこし	70	さやいんげん	26
かぼちゃ(西洋)	65	トマト	30
		大豆	30
		ほうれんそう	15
		レタス	23
		アボガド	27
		葉野菜、きのこ類、アスパラ、キャベツ、セロリ、きゅうり、だいこん、かぶ、ピーマン、カリフラワー、ブロッコリーなど	0~25
肉・魚類			
		牛・豚・鶏肉(肉は脂肪を避けて赤身を食べるようにするとよい。脂肪分が少ない鶏肉がおすすめ)	45~49
		魚全般(GI値が低めのものが多い青魚がお勧め)	40前後

高GI値食品	GI値	低GI値食品	GI値
乳製品			
アイスクリーム	65	牛乳	25
		プレーンヨーグルト	25
		チーズ	35
果物			
パイナップル	65	オレンジ	31
ぶどう(巨峰)	50	りんご	39
すいか	60	グレープフルーツ	31
バナナ	55	いちご	29
黄桃(缶詰)	63	キウイ	35
		パパイヤ	25
お菓子類			
ドーナツ	86	ナッツ類	15~30
ショートケーキ	82	ブラックチョコレート	22
ポップコーン	85	スイートポテト	54
せんべい	80	プリン	52
フライドポテト	85	ココア	47
クッキー	70	ゼリー	46
チョコレート	91		
ケーキ・デザート			
ショートケーキ	80	チョコレート	48
ホットケーキ	80	クリームブリュレ	47
アルコール			
		日本酒	35
		ワイン	40
		ビール	34
調味料			
こしょう	73	バター	30
メープルシロップ	73		
黒こしょう	93		
ドリンク類(中GI値食品)			
コーラ	47	コーヒー	16
オレンジジュース(100%)	43	紅茶	10

●GI値とは

グリセミック・インデックス(GI値)は、食品から摂った炭水化物50gが血液に入るまでのスピードを、グルコース(ブドウ糖)の場合を100として比較し、数値化したもの。数値が大きいほど、血糖値を早く上昇させると判断する

では分解できず、吸収されません。便秘解消や血糖値の低下に効く栄養素です。

山芋に含まれるデンプンも糖質の一種です。ただ、山芋にはムチンという粘り気のある物質が豊富であるため、糖質の吸収がゆっくりで、血糖値の急上昇を防ぎます。

ＧＩ値の低い食品を選んで食べることは、薄毛を改善するためにも、病気にならない体づくりにも大事なことです。

ただし、数値が低くても、糖質を含む限り食べ過ぎてはいけません。少量をよく噛んでゆっくりと食べるぶんには問題ありませんが、食べ過ぎればそのぶんＡＧＥを生み出してしまうことを忘れないでください。

ＧＩ値の低い食品を選んで食べる

◆ＡＧＥ（終末糖化産物）は食事からも体に入ってくる

ＡＧＥを世界で初めて発見したのは、フランスの化学者ルイ・カミーユ・メヤールという人です。１９１２年のことでした。たんぱく質を構成する最小分子であるアミノ酸を、糖質と一緒に加熱すると褐色になることを、メヤールは発見しました。

この反応をメイラード反応といい、ここで生まれる化合物がＡＧＥです。メイラードとはメヤールを英語読みしたものです。

たとえば、食パンをトーストすると褐色の焦げ色がつきます。焼きおにぎりは、香ばしい焼色がおいしさのもとでしょう。玉ネギを炒めると褐色になります。グラタンのチーズの焼色は食欲をそそります。

このようなこんがりとした焼色がメイラード反応の起こしたＡＧＥです。

ＡＧＥは、糖質の過剰摂取によってのみ発生するのではありません。ＡＧＥをたくさん含む食べ物をとっていれば、それが体内にて蓄積していくことにもなります。

食事に含まれるＡＧＥが老化や病気の原因になることは、ネズミを使った動物実験によっても示されています。

エサの量を腹８分目になるよう調節してネズミを育てると、長寿の傾向がはっきりと表れます。ところがエサの2割をAGEを多く含むドリンクにかえて与えたところ、長寿の傾向はなくなってしまいました。

薄毛の進行を止めるためには、体内のAGE量を今以上に増やさず、AGEを多く含む料理を食べ過ぎないことが大事です。

それでは、どんな料理にAGEは多くなるのでしょうか。

「揚げる」「焼く」などの高温調理を行うと、メイラード反応が進み、AGEが発生しやすくなります。

たとえば、鶏肉の調理法で考えてみましょう。水炊きにしたときのAGEを1とした場合、炭火で焼いた焼き鳥は10、油をかけながらあぶり焼きにした北京ダックは20にもなります。

つまり、AGEを減らすには「蒸す」「煮る」という料理法がよいことになります。

ハンバーガーやフライドポテトなどのファストフードのAGE値は、とても高くなります。短時間でお客さんに提供できるように高温加熱するため、AGEが多くなってしまうのです。

米国にてボランティアに1日2回ハンバーガーを食べてもらう実験が行われました。被験者の体内では、ハンバーガーを食べた直後から血液中のAGEが増え、その増加とともに血管の柔軟性は失われていきました。90分後には、血中のAGEが食前と比較して15％も増え、血管の機能が著しく低下することも示されています。

元気な髪を増やすために血管の健康は欠かせません。血液は髪の毛をつくるために必要な栄養素や酸素、水分を頭皮に送り込みます。また、頭皮にはりめぐらされている毛細血管は、髪の製造工場ともいえる毛母に栄養と酸素を供給しています。

ところが、AGEは血管の状態を悪化させます。

血管はコラーゲン繊維からなります。コラーゲンは体内の全たんぱく質のおよそ30％を占めますが、AGEの害を受けやすい性質を持ちます。AGEがコラーゲン繊維の間に入り込んでコラーゲン同士を結びつけると、弾力と張力が得られなくなります。これが血管で生じればその弾力は失われて血流は悪化し、さらには動脈硬化を引き起こしやすくなるのです。

なお、空気や紫外線に長時間さらされた干物や、レトルト加工されて長時間保存さ

髪の毛のために
AGEの少ない食品・料理を選ぼう

食品	AGE値(100g中)	調理法
牛肉	707	生
	800	ステーキ(レア)
	2657	シチュー
	10058	ステーキ(フライパンで焼く)
	7497	直火焼き
フランクフルトソーセージ	11270	直火焼き
	7484	ゆでる
ミートローフ	7862	ひき肉を蒸し焼き
ミートボール	2852	
鶏肉	8802	バーベキュー(もも)
	957	水炊き
	4938	胸肉(フライパンで焼く)
	9732	唐揚げ
	769	蒸し焼き
	18520	バーベキュー(丸焼き)
ベーコン	91577	
豚肉	4430	スペアリブ
ソーセージ	1861	生
	5426	フライパンで焼く
サケ	528	生
	572	スモーク
	3084	フライパンで焼く
マス	783	生
	2138	焼く(25分間)
エビ	4399	冷凍を電子レンジで調理
	4328	フライ
豆腐	488	生
	3569	軽くいためる
	628	ゆでる
卵	2749	目玉焼き
	173	スクランブルエッグ(1分間で調理)
	223	オムレツ(低温で12分間調理)
パンケーキ	2263	
ベーグル	167	焼く
食パン	850	フレンチトースト

食品	AGE値(100g中)	調理法
ハンバーガー	5418	ハンバーグ1枚
	6027	魚フライ入り
フライドポテト	1522	
ビスケット	1470	
ドーナツ	1407	
クッキー	1522	アーモンド入り
	1683	チョコチップ入り
米	9	炒飯
パスタ	242	12分間ゆでる
きゅうり	31	生
タマネギ	36	生
トマト	23	生
野菜	226	網焼き(ニンジンなど)
バナナ	9	
りんご	13	
	45	焼いたもの
干しぶどう	120	
チーズ	4470	プロセス
バター	23340	
マヨネーズ	9400	

食品(液体)	AGE値(100mL中)	参考
牛乳	5	脂肪分4%
ヨーグルト	3	プレーン
りんごジュース	2	
オレンジジュース	6	
はちみつ	7	
アイスクリーム	34	
ワイン	11	
コーヒー	2	砂糖・ミルク入り
紅茶	2	
しょうゆ	60	
ケチャップ	13	

(Journal of the American Dietetic Association, June 2010. より作成)

れた肉製品、マヨネーズやマーガリンが酸化して変色した部分、揚げなおしたフライやてんぷらなどにも、ＡＧＥは多く含まれます。

さらに注意していただきたいのは、電子レンジで加熱した食品です。電子レンジで加熱しても焦げ色や焼き色はつきませんが、ＡＧＥの量は増えています。

米国栄養士学会によれば、電子レンジで加熱調理した食品は、ゆでた食品に比べてＡＧＥの量が非常に増えたということです。短時間で高温加熱するため、ＡＧＥが発生しやすいのです。

そうはいっても、現代の食事からＡＧＥの摂取をゼロにすることはできません。しかし、工夫しだいで少しでも減らすことはできるでしょう。現在の量を１００とした ら、80に減らすだけでも頭皮と毛髪の健康増進に役立つはずです。そうした日々の積み重ねが毛髪力を再生していくのです。

「蒸す」「煮る」料理を多くする

【髪を守る要諦】薄毛を改善するための3カ条

第1カ条　精製した穀類〝白い主食〟糖質を控える

第2カ条　AGE（終末糖化産物）を発生させる「揚げる」「焼く」料理を減らし、「蒸す」「煮る」「生」の料理を増やす

第3カ条　焦げ色がつかない電子レンジの加熱調理もAGEを増やしてしまうので要注意

第2章

腸内細菌が髪の大敵「活性酸素」を消す

◆ハゲは体内が老化している表れ

突然ですが、「人の内面は見た目に表れる」というのは、本当だと思いますか？

それとも、「見た目で判断するなんて科学的ではない」と考えますか。

ハゲている人は年よりも老けて見られることが多いと思いますが、ご当人は、「人は見た目じゃないさ」と心の内でご自身を慰めていることが少なからずあるのではないでしょうか。


人は年をとることを避けられません。しかし、40歳を過ぎると、見た目に大きな差が表れるようになります。働き盛りともいえる40代は、人の老化の進み具合に差が現れる年頃なのでしょう。同年齢であっても、10歳も若々しく見える人がいれば、10年も老いて見える人もいます。


「外見の老化と人間性は無関係です」。私もそんなふうに答えたいところですが、ごめんなさい。人の内面は外見と関係することは、科学的にも明らかな事実です。

2008年、皮膚科や形成外科をはじめ内科、眼科、歯科の各分野の医師たちが集まって、〝見た目と老化〟にこだわる「見た目のアンチエイジング研究会」が発足しました。老化現象が大きく表れる外見を指標の一つに見立てて研究することで、加齢のメカニズムを深く探求することを目的とした研究会です。この研究会でも、人の内面の状態が外見に表れることは、たびたび報告されています。

薄毛も40代に入ったころから多くの人の悩み事の一つに加わっていきます。老化のスピードは人によって異なり、外見の老化の具合は内面からにじみ出ているものなのです。

すなわち、ハゲ、シワ、シミ、たるみ、肥満など、人を老けて見せる症状が外見に表れているということは、内面の老化は加速度的に進んでいると予測できます。

ただし、この観点から薄毛を考えると、大きな希望が見えてきます。内面の状態をよりよく整えていくことで、外見の老化のスピードをゆるやかにできるからです。さらに正しい健康管理にとり組めば、毛髪力をよみがえらせることもできるでしょう。

そのために、味方につけていきたいのが腸内細菌です。

私たちの腸には、３万種、１０００兆個もの細菌たちがすんでいます。この共生菌が腸内細菌です。

老化のスピードを決めるカギは二つあります。

一つはＡＧＥ（終末糖化産物）であることは第1章でお話ししました。白い主食を控えるなどして、体内の糖化を抑えることが第一歩です。

次に実践していきたいのは、「活性酸素」の発生量を抑えることです。活性酸素は、非常に酸化力の強い体内物質で、細胞をさびさせ、劣化させていくことはすでにお話ししました。また、この活性酸素の働きをいかに抑え込むかも、老化のスピードをコントロールするもう一つのカギとなってきます。

腸にいる細菌と頭髪は、どんな関係があるのだろうかと不思議に思われたでしょう。

最近の研究によって、腸内細菌には活性酸素を消す強力な抗酸化力を持っていることがわかってきました。腸内細菌は種類も個体数も多いときに働きを活性化させ、抗酸化力を高めます。

腸内細菌を活性化させれば、髪の大敵「活性酸素」を消去できるのです。

腸内細菌の活性化が薄毛をくいとめる

◆ハゲは遺伝か、生活習慣病か

「薄毛は遺伝する」とよくいわれます。「オレがハゲたのは、父親がハゲているから」と思っている人もいます。

たしかに、薄毛は遺伝的な要素を持ちます。遺伝すると考えられているのは、男性型脱毛症（AGA）です。頭頂部や額の生え際から薄毛が広がっていくタイプで、一般的に遺伝や男性ホルモンの影響が強いといわれます。

男性型脱毛症は、母方からの遺伝によるところが大きいことが、最近の研究によりわかってきました。ですから、「父親がハゲているから、自分もハゲるのではないか」と心配する必要はありません。自分がハゲやすいかどうかは、母方の祖父をみることになります。

この現象を「母方のほうの隔世遺伝《かくせい》」と説明する声もよく聞きます。これも正しい情報ではありません。女性の場合、女性ホルモンのおかげで男性よりも薄毛になりにくいので、祖父の頭の状態を見る必要があるのです。

だからといって、女性にハゲは関係ないというわけでもありません。近年、薄毛や抜け毛に悩む女性はとても多くなっています。

さて、ハゲが遺伝によるものだとしたら、AGEや活性酸素を抑える生活をいくらがんばってもムダだということになります。

しかし、そんなことはないのです。父親がハゲていようと、母方の祖父がハゲていようと、フサフサの髪を誇る人は大勢います。反対に母方の祖父はフサフサだったのに、ご自身が薄毛に悩んでいる人もいます。

私は、薄毛は遺伝よりも生活習慣の要素のほうが大きいと考えています。遺伝はあくまでも可能性や体質の問題という程度に考えておくとよいでしょう。

たとえば、母方の祖父がハゲていたのだとしたら、ハゲやすい体質を持っていることになりますから、そのぶん、体内をさびさせない生活を心がければ、薄毛の進行をくい止められることになります。

こうした考え方を「エピジェネティクス」(後天的遺伝子制御変化)といいます。エピジェネティクスの「エピ」は、ギリシャ語で「上の、別の、あとから」という意味でエピローグやエピソードの「エピ」と同じです。エピジェネティクスとは、「後成説(epigenesis)」と「遺伝学(genetics)」を結びつけた造語で、「本来の遺伝情報の上につく別の遺伝情報」や「あとで獲得した遺伝情報」という意味となります。

また、エピジェネティクスによって変化した遺伝情報のことを「エピゲノム」(後天性遺伝情報)と呼びます。

つまり、生まれつき持っている遺伝情報(ゲノム、DNA塩基配列)は、後天的な生活環境や習慣によって修飾され、個体レベルの形成が変わってくるということを、エピジェネティクスは示しているのです。

遺伝子の中身は変えられなくても、環境などに応じてしなやかに多様に変化させる手段を、私たちの遺伝子は持っているのです。

一説によれば、薄毛の遺伝的要因は4分の1程度とされています。

いいかえれば、薄毛の原因の4分の3は、生活環境や生活習慣の中に潜んでいることになるのです。

祖父のハゲは、自分のハゲの理由にはならない

◆路上生活者にハゲは少ない？

私の研究室は、東京都の上野にあります。

私は、東京医科歯科大学の名誉教授という称号をいただいております。大学の教授、

まして「名誉」教授ともなれば、大学構内にすばらしい研究室を持っているイメージをお持ちの方もおられるかもしれません。しかし、国立大学では教授の職を辞した時点から、研究室を次の教授に明け渡す約束になっています。

私は研究を続けたいので、研究室を借りたかったのですが、教授職を辞したあとは自腹で家賃を払わなければいけませんが、26階建ての東京医科歯科大学の立派な研究塔は家賃が数十万円もするので、泣く泣くあきらめました。

そんなことを、私が社外取締役をしている会社の社長に相談したところ、「掘り出し物の物件が近くにある。20年間も借り手がないような古い部屋だが、安いのがとにかく魅力だ」と教えてくれました。

物件を見に行くと、そこは靴屋さんの2階でした。入り口にはそれがどこかわからないほど売り物の靴が並んでいます。山積みの靴箱の横を迷路のようにすりぬけ、たどり着いた入り口のドアは、さびついて重く、やっとの思いで中に入ると、「これじゃあ、借りてがつかないはずだな」と思ったほどです。

暗い廊下にボロボロの壁、急な階段というありさまです。

しかし、家賃は大学の研究塔の４分の１以下と格安です。私は即入居を決めました。

この部屋は、アメ横や上野公園も近く、辺りは観光客や買い物にくる人が大勢行き来しています。秋葉原も近く、最近では爆買いの中国人を見かけることも多くなりました。

昼間は、１階の靴屋さんが、入り口がわからないほど靴をたくさん並べていますが、夜になって靴が片づけられると、今度は軒先に路上生活者がやってきて寝床にします。

私が夜に仕事で研究室に戻ったときなどは、

「夜分にすみません。用事があるので、ちょっと通らせていただけますか」

と、路上生活者に仁義を切って入ります。

ある夜のことです。研究室に戻ると、路上生活者たちがなにやら祝杯を上げていました。「楽しそうですね。いいことでもありましたか」と尋ねると、「お兄ちゃん、いいことを聞いてくれた。オレたち、明日の仕事にありつけたんだ。一緒に一杯やらないか？」と、嬉しそうにいいました。

本当は急いでいたのですが、私は彼らの飲みかけのビールを少しもらい、「そりゃあ、よかったね」と答えたのでした。、

そんなこともあり、彼らと話す機会が増え、なかには、私にとってはとても興味深い話がありました。彼らは、落ちたものを拾って食べることがよくあるといいます。しかし、下痢や腹痛に苦しむことはそれほど多くなく、花粉症やアトピーなどのアレルギーを持っている人もほとんどいないというのです。

しかも、ハゲている人がいません。多少ボサボサではありますが、髪がフサフサと頭皮を覆っている人がほとんどです。

彼らは、1日3食、満腹になるまで食事のできることは少ないでしょう。栄養状態も衛生状態も、お世辞にもよいとはいえません。大都会の中とはいえ、風雨をしのぐだけの寝場所で休息する彼らの生活は、まるで1万年前の暮らしのようです。

人体を構成する細胞は、1万年前から変わっていないことはお話ししました。細胞をもっとも元気にするのは、ジャングルで裸同然の姿で暮らしていた1万年前のような暮らしです。反対に、1万年前になかったものを体にとり込んだり浴びたりすると、

体内では活性酸素が大量に発生し、毛根にダメージを与えることもお伝えしました。

こんな有名な研究があります。米国ウイスコンシン大学では、アカゲザル（平均寿命26年）を使った実験で、カロリー制限で若さを保てることを明らかにしました。

通常のエサを与えたサルは、20年以上たつと毛は薄くなり、皮膚もシワが多くなっていました。一方、30％のカロリー制限を一日もかかさず行ってきたサルは、毛がフサフサでツヤがあり、皮膚も張りがあって若々しさを保っていました。

人間とサルでは、長寿をまっとうする方法も若々しさを保つ方法も違ってきます。ですから、人がカロリー制限のみで長寿や若返りを図ることは難しいと、私は考えています。

それを踏まえたうえで、この研究結果と路上生活者の暮らしを照らし合わせて考えてみると、「満腹になるまで食べる」「食べたいものを食べたいときに口にできる」という飽食の生活は、毛髪力の活性化を妨げているのではないか、と確信しています。

毛髪力をよみがえらせるには、「腹８分目」の食事法が大事な条件の一つになります。

「腹8分目」が髪の毛を救う

◆「薄毛」という生活の前科歴

数年前、ハリウッドの有名女優が、乳がんを予防する目的で、がんのない乳房を切除したニュースが世界をめぐりました。彼女がこの決断に踏み切った理由は、「母親が乳がんで亡くなり、自分にも乳がんを起こす遺伝子が見つかった」というものです。

私は、がんや生活習慣病もそして若々しさも毛髪も、遺伝子よりも後天的な生活習慣のほうが重要なカギを握っていると考えています。たとえがんを起こす遺伝子を持っていたとしても、必ずがんになるとは限らないのです。

なぜなら、がんの発症には、エピジェネティクスによって変化したエピゲノムが関与しているからです。たとえば、がんになりやすい食べ物ばかりとったり、がんを起こしやすい食生活を続けていたり、そうした環境に住み続けていたりすると、エピゲノムががんを起こすように修飾されていきます。結果、人はがんを発症します。

これは薄毛の進行にも当てはまります。私たちは人それぞれさまざまな環境で生き、飲み食いすることで、細胞にエピジェネティクスな変化が生じ、薄毛が起こるのです。

そう考えると、エピゲノムはまるで自らの行動を示す「前科歴」のようなものだと思えてきませんか。不摂生が限界を超えて蓄積された時点で、目に見える形で細胞死や細胞老化が起こり、それらは「刑務所行き」になります。

薄毛に置き換えていえば、無意識にも頭髪をいじめるような生活を続けていると、髪の毛をつくり出すあらゆる細胞や組織が壊れて毛の再生能力を失い、抜け落ちて頭皮をさらして生きなければならなくなるということです。

ですから、「母方のおじいちゃんがハゲている」と遺伝性を恐れることはないのです。本当に恐れるべきは、遺伝子よりも悪しき生活習慣です。

そもそも、私たちの体は約37兆個の細胞からなっていますが、始まりはたった1個の受精卵でした。受精卵のＤＮＡのコピーをくり返しながら細胞分裂し続けることによって体は成り立っています。腸をつくる細胞も、頭皮の細胞も、毛髪をつくる細胞も、もとを正せば一つの受精卵から始まっているというわけです。

なぜ、一つの受精卵から異なる組織が次々に現れるのでしょうか？　答えは、使っている遺伝子が異なることにあります。

すべての細胞は同じ遺伝子を持ちあわせていますが、使っている遺伝子は異なります。その違いは、エピジェネティックな機構によってなされたものです。細胞ごとに使わない遺伝子は制御され、不活性な部分に押し込められるのです。

このエピジェネティックな変化を起こす、もっとも大事な要素の一つが食事です。食べるものによってエピジェネティックな変化は起こってくるのです。

たとえば、母親のとる栄養は、遺伝子以上に胎児の成長に影響を与えることが、動物実験でも確かめられています。「アグーチイエロー」と呼ばれる系統のネズミは、遺伝子の中に余分なＤＮＡ断片があるため、肥満体で体毛が黄色いという特徴を持ちます。このメスネズミに通常の食餌を与えると、母親と同じく黄色い体毛の子が生まれます。ところが、妊娠前と妊娠中・後期の母親にビタミンB12、葉酸、コリン、ベタインを与えると、体毛が褐色でスリムな子が生まれました。

遺伝子の制御に使われるメチル化合物の多い食餌を母親に与えたことで、子ネズミのＤＮＡに変化が生じ、体毛が黄色になる遺伝子が沈黙したのです。

ハゲの遺伝子は食事で沈黙させられる

◆腸が元気なら髪も元気に

腸と頭皮は遠い存在のように感じます。しかし、もとは一つの受精卵から始まり、同じ遺伝子を持っています。

私は、腸と免疫学の研究者であり、人が若々しく輝き続けるためには、腸を元気にすることがもっとも重要であることを長年訴え続けてきました。腸の状態をよりよく整えていれば、薄毛も防げるし、病気にならない若々しい体も築けるのです。

なぜでしょうか。

人の体の始まりは、腸にあるからです。

生物の進化史をたどると、海の小さな古細菌にたどり着きます。そこから地球上の生命体は大きな進化を遂げながら、細胞分裂をくり返す多細胞生物が生まれました。やがて生物は、臓器を持つようになります。それが、腸だけで生きる腔腸動物です。あらゆる臓器の中で、生物が最初に持った臓器は、腸だったのです。

原始の腸は、消化や排泄だけでなく、呼吸や血液循環、思考や判断などすべての生命活動を行っていました。腸はやがて、働きの内容に応じた新たな臓器をつくり出していきます。それが、心臓や肝臓、腎臓、肺、胃、そして脳となるのです。

こうして考えると、腸はすべての臓器の源であることがわかります。その母なる腸が、他の臓器を生み出していくための原動力となったのが、腸内細菌です。

腸内細菌は、ただ私たちの腸にすみついているのではありません。宿主の消化活動を支え、食物から必要な栄養素をとり出し、生命活動に必要な成分をつくり出しています。腸にたまった不要物や有害物質を排泄させる働きをも担っています。

ビタミン類を合成してくれるのも腸内細菌の働きです。ビタミン類は、毛髪をつくり出す際にも重要な働きを担っています。髪の健康のためにとサプリメントを飲んでいる人もいるでしょう。しかし、腸内細菌が活発に働いていなければ、いくら高価な商品を飲んだところで摂取効率は悪くなります。

外から侵入する病原体を排除し、免疫細胞を活性化しているのも腸内細菌です。免疫とは、ご存知のとおり病気を防ぎ、治すための人体機能です。人が若々しく健康であり続けるために不可欠な働きです。その免疫力の70％は腸でつくられています。

脳は腸からできた臓器です。腸にはもともとニューロンなどの神経細胞が存在していました。現在でも腸では、大脳に匹敵する数の神経細胞が働いています。人の命と体と心を健康に保つための多くの働きを、腸内細菌は行っています。腸内細菌が腸にすみついてくれたおかげで、腸の負担は大きく軽減されました。それによって余ったエネルギーは、脳を含め新たな臓器を腸から生み出していくために使われたのです。腸は脳と連携して働きながらも、独自に他臓器に指令を出す系統も持っています。私たちは、人体は脳の指令のもとで動いていると教え込まれてきましたが、腸の指令のもとでも心身は動いているのです。

脳を守るために頭皮を覆っている髪も、もともとは腸と同じ細胞から生まれています。受精卵が細胞分裂する際、ある細胞は腸粘膜細胞となり、ある細胞は毛母細胞へと変化していったのです。

腸の健康は、毛母細胞と連動しています。私たちの健康と若々しさの要《かなめ》は、腸と腸内細菌にあります。腸内細菌を元気に働かせていれば、毛髪も元気になるのです。

腸内細菌は髪の栄養もつくり出す

◆毛髪は「森」、頭皮は「大地」

毛髪は、その構造から大きく「毛幹」「毛根」にわけられます。

毛幹は頭皮から上に出ている部分を指します。私たちが一般に髪の毛と呼んでいる部分です。毛幹が黒々として元気があれば、人は若々しく見えます。私たちがめざすのは、元気のよい毛幹を育てることです。

そのためには、頭皮に埋まっている毛根の健康が重要になります。毛根の末端には「毛球」と呼ばれる部分があります。毛球の端には「毛乳頭」という組織があります。毛乳頭は、頭皮にはりめぐらされている毛細血管から、毛をつくるための栄養を受けとっています。

毛乳頭が得た栄養は、同じく毛球内にある毛母細胞に送られます。この毛母細胞にて細胞分裂がくり返されることによって、髪の毛は生み出されます。よって、元気な髪の毛を育てるには、毛母細胞の働きを活性化させることが欠かせません。

毛乳頭に栄養を届ける毛細血管の健康も大事です。毛細血管の流れをよくするには、弾力があって柔らかく、それでいてある程度の厚みのある頭皮が必要です。

頭皮と毛髪の関係は、たとえるならば、森です。大地が柔らかくてフカフカの状態ならば、そこに根をはる毛細血管も、栄養を吸い上げる毛乳頭も、幹を築く毛母細胞も立派に育っていくというわけです。

ところが、大地がやせ衰え、あげくのはてには毒素が広がってしまったら、どうなるでしょうか。森は木を失い、新たな芽を育てることもできなくなります。すなわち、毛髪力をよみがえらせるには、毛球と頭皮の働きに注目することが重要です。

ところが、この両者に強いダメージを与えてしまうのが、活性酸素です。

活性酸素は、人の体を老化させ、病気を生み出す元凶です。

頭皮や毛球は、人体の組織の中でとくに老化しやすい繊細な組織です。活性酸素のダメージを受けやすいのです。

頭皮や毛球が活性酸素に害されれば、どのようなことが起こるでしょうか。

まず、頭皮が活性酸素を過剰に浴びると、頭皮を形成するたんぱく質が酸化して、弾力が失われます。頭皮はやせて薄くなり、そこを流れる毛細血管も細くなって、血流は滞りやすくなります。

そうなれば、毛球に十分な栄養も水分も届かなくなります。しかも、毛母細胞が活性酸素にさらされて組織が傷つけば、毛髪を作り出せなくなってしまいます。こうなっては、もはや元気な毛幹を望めなくなります。

薄毛の原因は遺伝よりも活性酸素の影響のほうがはるかに強いだろうと私は考えます。薄毛が進んでいくとき、人の体内では活性酸素が過剰に発生していることが予測できます。

そんな思わしくない状態を改善させてくれるのが、腸内細菌です。頭皮と毛髪の健康において、腸内細菌の働きは非常に重要です。

なぜなら、腸内細菌は活性酸素を消す働きを持っているからです。活性酸素を抑える働きを抗酸化作用といいます。腸内細菌は、非常に強力な抗酸化力を持っていることがわかっています。

腸内細菌の力で活性酸素を抑え込む

◆細菌は抗酸化力の王様

なぜ、腸内細菌はそれほど強い抗酸化力を持っているのでしょうか。

その理由をお伝えするために、再び歴史を振り返ってみましょう。

地球ができたのは、いまから約46億年も前のことといわれています。

当時の地球には、宇宙線などの放射線が強く降り注いでいました。生物が棲《す》める環境ではなかったのです。やがて、大気が表れてオゾン層ができてくると、放射線量が抑えられ、ようやく生物が誕生します。ただし、生物が棲息するには放射線量はいまだ強く、深い海の底に古細菌が誕生しました。それが約40億年前です。

生命が浅瀬まで移動してきたのは、約27億年前です。地球に磁場ができ、宇宙線の侵入を防げるようになったからです。生物が陸上に進出したのは、オゾン層がしっかりと形成されてきた約20億年前、多細胞生物が出現したのは約10億年前でした。

このように、生命の誕生と進化には、宇宙線や紫外線などの放射線が強く関与してきたのです。

地上に早い段階で誕生した細菌や酵母、カビなどの原始生命体には、放射線に強い耐性が備わっていました。また、地上に最初に出現した植物である緑藻植物も、紫外線に強い耐性を持っていました。こうした放射線に強い耐性こそが、抗酸化力です。

放射線を浴びると、生命体の中では活性酸素が生じます。細菌にとっても、植物にとっても、活性酸素は自らの命をおびやかすほど毒性の強いものです。そのため、生物は抗酸化力を備えることで、活性酸素に対応してきたのです。

紫外線の注ぐ地上の一生物である人間の体にも、抗酸化力は備わっています。しかし、残念なことにその力は約20歳をピークに低下します。私たち自身の体は加齢とともに抗酸化力を失っていきますが、かわりに活性酸素の害から体を守ってくれるのが腸内細菌です。

前述したように細菌や酵母、カビなどの原始生命体は、強力な抗酸化力を持っています。それらの細胞壁には、β‐グルカンという抗酸化物質が含まれます。このβ‐グルカンに強い抗酸化力があるのです。

動物の祖先は、腸だけで生きていた腔腸《こうちょう》動物です。腔腸動物には、クラゲやサンゴ、イソギンチャクなどがいます。腔腸動物が地球上に誕生したとき、腸には細菌がすでに棲みついていました。

つまり、人類が誕生する以前から、腸には腸内細菌がいて、活性酸素の害から生物を守ってきたのです。私たちは、自分自身だけで1人の人間が形成されていると考えるでしょう。しかし実際には、「人＋腸内細菌」で一個の人間です。腸内細菌がおなかにすんでいるからこそ、活性酸素の害を避けながら、私たちは生きていられるのです。

この腸内細菌が有する抗酸化力に、今、世界の医学界が注目しています。

たとえば、米国バイオテクノロジー企業のA・グドコフ教授らが行っている研究があります。教授らは、腸内細菌からつくられるたんぱく質に、放射線障害を防御する作用があることを確かめて、そのたんぱく質をもとに薬の開発にのぞみました。

サルに致死量の放射線を当てて行った実験では、薬を投与されなかった群れのサルは70％が死亡したのに対し、薬が投与された群れは全頭生き残り、放射線障害の度合いも少なかったということです。

20歳をピークに抗酸化力は低下する

◆日和見菌《ひよりみきん》が恵みの水素を発生させる

腸内細菌が活性酸素に強い耐性を持つ理由は、もう一つあります。腸内細菌は、よいエサを得ていると水素を発生させるのです。

対象となる物質から電子を奪いとって劣化するのが「酸化」です。反対に、電子を受けとって安定した状態になることを「還元」といいます。

活性酸素の酸化力が強いのは、非常に不安定な電子構造をしていて、ふれるものからただちに電子を奪いとってしまうからです。

酸素は水素と結びつくと、水となります。水素ほど還元力の高いものはありません。私たちの腸では、腸内細菌たちが水素をつくり出し、体内にて過剰に発生する活性酸素を消し去ってくれていることがわかっています。

では、どのような細菌が腸内で水素を発生させているのでしょうか。

世間では、健康増進に必要なのは、乳酸菌やビフィズス菌などの「善玉菌」だといわれます。反対に、「悪玉菌」は腸内で悪さばかりするので、退治したほうがよいともいいます。善玉菌と悪玉菌のうち、勢力の優勢なほうに味方する「日和見菌」にはまったく関心が集まりません。

たしかに、善玉菌は腸の健康に大事です。善玉菌が優勢の腸は、免疫力を高め、健康を増進させてくれます。ただし、善玉菌ばかりではダメなのです。善玉菌と悪玉菌は、腸内にて拮抗して存在していますが、エネルギーの交換をするなど互いに助けあっていることがわかっています。悪玉菌も腸にとっては大事な存在なのです。

また、近年の研究により、腸内環境のカギを握るのは日和見菌であることも明らかになってきました。私は、水素を発生させる菌は、この日和見菌に属する菌たちではないかと考えています。

数年前まで、腸内細菌叢《そう》は培養できる細菌だけで語られていました。このときには、腸内細菌の数は500種、100兆個と推計されていました。ところが最近の遺伝子技術の発展によって、腸内細菌も遺伝子解析されるようになりました。最新の研究によって、全人類では3万種、1000兆個（個々の人類が保有する細菌としては200種類、100兆個）もの細菌が腸にいることが示されたのです。この遺伝子解析によって発見された細菌のほとんどが、日和見菌に該当するものと見られています。
腸にいる細菌を「善玉菌」「悪玉菌」「日和見菌」という名で単純に区分できないこともわかってきました。善玉菌と呼ばれる菌たちが「宿主のために働こう」と考えているわけでもなければ、悪玉菌が「宿主の健康を冒してやろう」と思っているわけでもありません。菌たちは自分たちが棲みよい環境に腸をするために、ただひたすら活動しているだけなのです。

私もわかりやすくお話しするために「善玉菌」「悪玉菌」「日和見菌」という呼び名を便宜的に使いますが、正確にいうならば、腸内細菌は、「フィルミクテス門」「バクテロイデス門」「アクチノバクテリア門」「プロテオバクテリア門」の4つの種類に分類できます。

このうち数がもっとも多いのはフィルミクテス門の細菌です。次に多いのはバクテロイデス門です。従来の分類にしたがえば、これらは日和見菌に属する菌群です。次に多いのは、大腸菌などの悪玉菌を含むプロテオバクテリア門の細菌です。そして、もっとも少ないのが、ビフィズス菌などの善玉菌を含むアクチノバクテリア門であることも、近年の研究によってわかってきました。アクチノバクテリア門の細菌は、腸内細菌全体の10％以下しかいなかったのです。

また、日和見的な働きをする菌群のうち、フィルミクテス門の細菌は、過剰に繁殖すると、悪玉菌に味方をする傾向が強くなると見られています。一方、バクテロイデス門の細菌は繁殖力が増すと、善玉菌に味方するなど体によい働きを行います。

フィルミクテス門とバクテロイデス門の細菌は、トレードオフの関係にあります。フィルミクテス門が優勢になるとバクテロイデス門の働きが弱まり、バクテロイデス門の繁殖力が増すとフィルミクテス門の活動力が低下します。

私は、水素を発生させる腸内細菌はバクテロイデス門の細菌だとみています。バクテロイデス門の細菌を増やすことこそが、腸内細菌の抗酸化力をいっそう高めて、頭皮と毛球を攻撃する活性酸素を抑えるためには大事なことだったのです。

バクテロイデス門の細菌は、食物繊維というエサがたっぷりあるときに繁殖力を高めて数を増やし、優勢になります。腸での水素の発生量を増やして頭皮の抗酸化力を高めるためには、食物繊維の豊富な食事を心がけることです。

食物繊維をもっと積極的にとる

◆肥満もハゲをうながす

糖質制限を実践している私は、メインの肉料理のほかに、サラダとスープが食べ放題となっているファミリーレストランでよくランチをします。

以前、そのレストランでランチをしていると、目の前のテーブルに、チビ、ハゲ、デブの三拍子そろった男性が座りました。（＊本書では、わかりやすくするために、薄毛をときに「ハゲ」と呼んだり、肥満を「デブ」といっているところがありますが、決して差別的に用いているわけではないことをご理解いただければ幸いです）

最初は何気なく目が向いただけなのですが、たちまち私は彼の行動に釘づけになりました。

男性は、メインを注文するなり立ち上がり、大盛りサラダを3皿も続けざまに机に置きました。1皿はトマトだけ、2皿目はポテトサラダ、3皿目はホウレンソウをそれぞれお皿からこぼれ落ちそうなほど盛りつけてきたのです。

「さあ、食べ始めるのかな」と思う間もなく、男性は再び立ち上がりました。今度はスープをとりに行ったのです。食べ放題のスープは3種類、彼はすべての種類のスープを満足気にテーブルに並べました。

そこにメインのステーキが運ばれてきました。男性は巨大なステーキをあっという間に平らげました。次に、右から順番にサラダとスープをきれいに完食。

私は呆気にとられつつも、「あれだけ食べれば、さぞ苦しいだろう」と思いました。ところが、食後の彼は、顔からダラダラ流れ落ちる汗を無造作に拭いながら、幸福感に満ちた表情をしていました。

私は男性の食べっぷりに隠された背景を想像せずにはいられませんでした。彼は、毎日仕事が忙しく、帰宅しても待っている家族もなく、1人で寂しいのでしょう。たまのランチも彼女も同僚も同席してくれる人はなく、日頃のストレスをひたすら食べることで解消しているように見えました。

そうやってストレス食いをすることで、彼の脳はひとときの開放感と幸福感に満足しているのでしょう。しかし、それによって彼の頭の毛はますます薄くなるはずです。彼の腸内環境は、間違いなくフィルミクテス門が優勢で、バクテロイデス門の細菌はすみに追いやられていることは、彼の外見と食べ方に表れています。

こんな研究があります。2006年、ワシントン大学のJ・ゴードン教授は太ったマウスから採取した腸内細菌を別のマウスに植えつけた場合と、通常の体型のマウスから採取した腸内細菌を植えつけた場合を比較しました。両者は同じ量のエサを食べていたにもかかわらず、肥満のマウスから腸内細菌をもらったマウスのほうは太りやすいことが示されました。

「食事に気を配っているはずなのに、ぜんぜんやせない」「ちょっと食べただけで太ってしまう」と思っている人は多いでしょう。そうした人の腸内ではフィルミクテス門の細菌が優勢になっているはずです。

フィルミクテス門の細菌は「デブ菌」とも呼ばれています。人を肥満に導く菌だから「デブ菌」です。かわいらしい愛称ですが、実はデブ菌に腸をのっとられることは怖いことなのです。

最近、アフリカの原住民と典型的な都市生活をしているイタリア在住の、それぞれ健康な子どもの腸内細菌叢を比べた研究結果が報告されました。

アフリカ原住民の子どもは、高食物繊維・低カロリー食で育っています。そんな子どもの腸内細菌叢では、バクテロイデス門の細菌が優勢でした。しかも、細菌の種類と数が多く、善玉菌が優位の腸内細菌叢が形成されていました。

一方、低食物繊維・高カロリーで育ったイタリアの子どもは、フィルミクテス門の細菌が優勢でした。

食事が腸内細菌叢の勢力図を書きかえ、体質や体型を塗りかえていくのです。従来の栄養学的な考え方では、エネルギー摂取量の違いが人の体型をつくるとされています。しかし、それでは説明できないことが多々あります。エネルギー摂取量を控えていてもなかなかやせない人や、ちょっと食べるとすぐに太ってしまう人のいることがその一例です。

フィルミクテス門の細菌は、糖類を代謝する遺伝子の多い菌種が目立ちます。簡単にいえば、宿主が食べたものからエネルギーを強く取り立てて腸から吸収させる働きがあるのです。つまり、フィルミクテス門が優勢になると、わずかな食べ物からもたくさんのエネルギーをつくり出せる体になるわけです。消費されなかったエネルギーは脂肪細胞に蓄えられ、それによって肥満の体がつくられていきます。

肥満は薄毛要因の一つです。ハゲを改善するには食事こそ大事なのです。

デブ菌に腸を占拠されてはならない

◆「ヤセ菌」が増えるとハゲも止まる

フィルミクテス門の細菌が「デブ菌」だったとしたら、バクテロイデス門は「ヤセ菌」といえるでしょう。

バクテロイデス門の細菌が腸内にて優勢になると、適性体重まで自然と数値が落ちていくはずです。この種類の細菌は、高食物繊維・低カロリーの食事をしていると繁殖力を増します。フィルミクテス門の細菌のようにエネルギーを執拗にとり出そうとはしません。そのため、エネルギー過剰になって太ることがなくなります。

さらに、腸内での水素の発生量が増えるので、活性酸素が除去され、頭皮と毛球の健康がよみがえっていきます。

反対に、フィルミクテス門が優勢になると、ハゲの進行にも影響を与えることが考えられます。肥満になるからです。

太っている人は年齢以上に老けて見えますが、それは体型だけの問題ではありません。肥満の体内では活性酸素が過剰に発生しやすく、老化が進みやすいのです。

私たちの細胞は1万年前から変わっていません。食べ物をいつでも簡単に入手できることも、肥満体になることも、体にとっては不自然なことです。体に不自然な状況は、体内での活性酸素の発生量を増やします。こうなると、薄毛がますます進行していくことは避けられません。

ただし、髪をよみがえらせるために気を配るべきは、抜け毛ではないことも知っておいてください。抜け毛は自然の現象だからです。

「毎朝、枕に大量の髪が落ちている」「髪をとかすたびに、たくさんの毛が抜けてしまう」「シャンプーをしたあと、ドサッと抜けた毛を見るとゾッとする」

など、抜け毛を心配する声をよく聞きます。抜け毛は目立つ現象であるため気になるものですが、大事なのは生える毛を増やすことです。元気な毛髪が育つよう、頭皮と毛球の健康をとり戻すことです。そのために、バクテロイデス門の細菌を増やす食事によってダイエットすることは、非常に有効です。腸内での水素の発生量が増して、活性酸素を除去できるからです。

毛髪は、一定のヘアサイクルを持っています。産毛のような生まれたての毛が出てくると、その毛はだんだんと太くなりながら1日に約0.3ミリずつ伸びていきます。この時期を「成長期」といいます。この期間は約2～6年間あります。

髪は成長を終えると「退行期」を迎えます。毛球の退縮が始まり、まもなく完全に退化して、毛の成長がストップします。この期間はだいたい2週間です。

最後に「休止期」が訪れます。完全に成長を止めた毛球の下から、新しい産毛が生えてきて、もともとの毛を押し出します。これによって抜け毛が生じます。

こうしたヘアサイクルを1本1本の毛が持っています。また、頭皮にはおよそ10万本もの毛があります。そのヘアサイクルから考えると、一日50～100本が抜けるのは自然なことです。

ただし、短く細い毛が抜け始めてきたときには要注意です。髪の毛が十分に育つ前に抜けてしまっている表れだからです。髪を育てる力が失われてきているのです。

元気な毛髪を育てるには、バクテロイデス門の細菌を育てることです。そのためには、食物繊維たっぷりの食事を腹8分目にする習慣を持てばよいのです。

「食物繊維」と「腹8分目」でハゲをストップ

◆ワカメと昆布は髪を増やす？

「ワカメをたくさん食べると髪の毛が増える」とか、「ワカメは丈夫な髪を育ててくれる」と昔からよくいいます。私も子どものころには、母に「大人になってハゲたくなければ食べなさい」とワカメをよくすすめられました。

ただ現在は、ワカメや昆布などの海藻類に発毛効果があることは、医学的に根拠がないといわれるようになりました。「黒々としたワカメや昆布が、つややかな髪を連想させるのだろう」という医師もいます。しかし、はたして見た目だけの効果でしょうか。

私は海藻類には毛髪力をよみがえらせる効果があると考えています。なぜなら、海藻類には腸内細菌の大好物である水溶性の食物繊維が豊富に含まれるからです。

食物繊維には、水溶性のものと不溶性のものがあります。

水溶性の食物繊維は、水に溶け、ゲル状になる性質を持っています。腸内細菌はこの水溶性食物繊維をとくに好みます。発酵させやすいからです。

発酵とは、細菌たちの働きによって、人の健康によりよく作用する物質へと変化することを示します。腸に水溶性食物繊維が入ってくると、それをエサに腸内細菌が活発に働いて発酵を起こし、仲間の菌をどんどん増やすようになります。

腸内環境は、多種多様な菌が数多くいるような複雑な世界になってこそ、活性化します。悪玉菌ばかりではいけないのはもちろんのこと、善玉菌だけでもよくありません。フィルミクテス門を悪玉、バクテロイデス門を善玉と区分する専門家もいますが、私はこの分類は成り立たないと考えています。菌の一部の働きだけを見て、単純に善悪をわけてよいものではないからです。

3万種、1000兆個という腸内細菌以外にも、いまだ発見されていない菌がいるでしょうし、フィルミクテス門の細菌も悪玉菌も、腸にとっては大事な存在なのです。たとえば、悪玉菌は体によくない菌で、排除すべきだと、乳酸菌類の商品のメーカーはさかんに宣伝します。「乳酸菌を増やせば、悪玉菌がいなくなる」といっては、悪玉菌は怖いというイメージを消費者に植えつけます。

これは間違いであることを知っておいてください。

悪玉菌も、体に大事な働きをしています。悪玉菌の代表格とされる大腸菌には、腸に病原体が入ってくるといち早くこれを退治しようと働く番兵のような働きがあります。食物繊維を分解する過程にて、ビタミン類を合成する働きも持っています。

ただし、悪玉菌がよい行いをするのは、食物繊維をエサにしているときです。食物繊維の豊富な腸の中では悪玉菌は悪さをせず、腸内にて優勢になることがありません。

一方、肉や油物なども悪玉菌の大好物です。こうしたものばかり食べていると、悪玉菌は過剰に繁殖を始めます。腸内にて悪玉菌が過剰に増えると腐敗物質やガスを大量につくり出し、活性酸素を発生させ、薄毛を進行させる危険性を高めます。

つまり、腸内細菌がよい働きをするよう導くのは、私たちが毎日する食事なのです。

水溶性の食物繊維には、悪い菌をおとなしくさせ、多種多様な菌を育て、腸内環境をよりよくしていく働きがあります。バクテロイデス門の細菌の働きを活性化させ、水素を生成する力も高められます。

しかも、海藻類には髪の健康に重要な鉄や銅、亜鉛などのミネラルが豊富です。「海藻類は丈夫な髪を育てる」という昔からの教えは、本当だったのです。

ワカメは毎日食べるとよい

◆腸を元気にする食べ物たち

水溶性の食物繊維は、海藻類の他にもいんげん豆や小豆、大豆、ひよこ豆、えんどう豆などの豆類のほか、エシャロット、ニンニク、ゴボウ、キャベツ、アボカド、梅干しなどにも多く入っています。コンニャクにも豊富です。

また、納豆やメカブ、オクラ、モロヘイヤ、山芋、サトイモなどネバネバした食品もおおいに食べてください。ネバネバ食品にも水溶性がたっぷり含まれます。

一方、不溶性の食物繊維にも腸を元気にする大事な役割があります。腸内のカスや細菌の死骸をからめとりながら、便のカサを増やしてくれるのです。不溶性の食物繊維が不足すれば、食べ物のカスが腸内に残って腐敗菌を増殖させる一因となります。

いいかえれば、排便量が減少するということは、腸内環境が悪化して、薄毛が進行しやすくなっていることを示すシグナルです。おなかに便を残さず、「理想のうんち」といわれる黄金色でバナナ型の便を出すには、十分な量の食物繊維をとることが重要です。

ところが困ったことに、日本人が摂取する食物繊維の量は年々減少しています。果物類の摂取量は変わりませんが、野菜の摂取量が極端に少なくなってきたのです。野菜は私たちの体に必要な栄養素をたくさん抱えていますが、腸内細菌にとって大切なエサ（食物繊維）も含んでいます。薄毛の改善のためには、もっと野菜をたくさん食べることです。

不溶性の食物繊維は、インゲン豆やヒヨコ豆、小豆、大豆、エンドウ豆、枝豆などの豆類やおからに豊富です。納豆やモロヘイヤ、オクラなどのネバネバ食材にもたっぷりとあります。豆類とネバネバ食材は、水溶性の食物繊維も豊富ですから、日々食べていると、両方の食物繊維をバランスよくとれることになります。

また、シソやパセリ、ニラなどの香味野菜、キクラゲや干シイタケ、エリンギ、エノキダケ、シメジなどのキノコ類、カンピョウや切り干し大根などの乾物などにも多いので、積極的に食べるようにしましょう。とくに香味野菜やキノコ類は抗酸化力も高く、毎日食べてほしい食材です。

さらに、発酵食品を食べることも腸内細菌を元気にしてくれます。腸内細菌は外から仲間の菌や、菌が棲んでいた溶液が入ってくると刺激され、働きを活性化させます。納豆には納豆菌という日和見菌が豊富です。味噌には麹菌がいますし、ぬか漬けやチーズには乳酸菌、ヨーグルトにはビフィズス菌がいます。口から入った発酵菌は胃で死んでしまうものもいますが、死んでも腸に届けば腸内細菌を活性化してくれます。

なお、もう一つ大事なことがあります。生活環境から菌を排除しようとがんばることは、腸内細菌にダメージを与えます。最近は、なんでもアルコール除菌をするのが流行っていますが、ハゲたくなければそんなことはやめましょう。

腸内細菌の最大勢力である日和見菌は、大半が土壌菌の仲間です。土壌菌は土だけでなく、私たちの身の回りにもあふれています。その菌が適度に腸に入ってくることが、腸内細菌を活性化します。前に路上生活者の人たちの髪がフサフサだという話をしました。彼らは土壌菌が自ずと腸に入ってくる生活をしているからこそ、腸も丈夫ですし、免疫力も高く、毛髪力も強いのです。身の回りにいる菌は、私たちの健康と毛髪力を高めてくれる強い味方です。そんな彼らを排除してはいけないのです。

アルコール除菌が腸内環境をダメにする

【髪を増やす要諦】 薄毛を改善するための2カ条

第1カ条　肥満は髪の大敵、「腹8分目」を守る
第2カ条　腸内細菌の大好物、海藻類や野菜、豆類をたっぷり食べる

腸と"毛髪ホルモン"の深イイ関係

第3章

性ホルモンは「枯らさず増やさず」が毛髪力の極意

◆「男性ホルモンが多いとハゲる」は本当か？

ホルモンの話をしましょう。もちろん、肉の「ホルモン」ではなく、人の体内にて分泌されるホルモンのことです。

薄毛は、ホルモンの影響を強く受けます。とくに重視されるのは、性ホルモンです。男性ホルモンには、毛髪の育成を邪魔する働きがあります。女性ホルモンには、毛髪を育てる働きがあります。女性の髪がきれいに伸びるのは、女性ホルモンのおかげです。

つまり、薄毛を改善するには、性ホルモンについて知ることが大事になってきます。まずは、男性ホルモンがなぜ発毛を滞らせるのか、そのメカニズムを簡単にお話ししましょう。

「ハゲの人は男性ホルモンが多い」

とよくいわれます。たしかに、男性ホルモンが多すぎると、薄毛になりやすくなるようです。

髪の毛が生え変わるとき、頭皮の毛母細胞は毛細血管から栄養をもらって新しい髪の毛を成長させることはお話ししました。

この毛母細胞の寿命を短くするのが、ジヒドロテストステロン（ＤＨＴ）という男性ホルモンです。この男性ホルモンは、俗に「脱毛ホルモン」とも呼ばれています。男性ホルモンにはいくつか種類がありますが、代表格はテストステロンです。男性では睾丸で95％、副腎で５％が分泌されています。

テストステロンは、男性が男性らしさを誇り続けるために重要なホルモンです。やる気や行動力、快活さなど、男性らしいエネルギーを生み出す源となっています。筋肉や骨をつくり出し、性欲や性機能を増大させる作用を持ちます。なお、テストステロンそのものにはハゲを起こす作用はありません。

ハゲを起こすのは、テストステロンがＤＨＴに変換されたときです。このＤＨＴが多くなると、ハゲやすくなります。ＤＨＴは薄毛を起こす一方、体毛を濃くする働きがあります。頭はハゲているのに、下の毛や体毛がフサフサという人がいます。これはＤＨＴの働きによるところが大きいでしょう。

このDHTが増えるにしたがって髪の毛のサイクルは短くなり、額《ひたい》の生え際や頭頂部から髪が薄くなっていきます。このタイプを男性型脱毛症（AGA）といいます。

男性型脱毛症を防ぐには、DHTは少ないほうがよいことになります。テストステロンは男性がいきいきと輝き続けるために必要なホルモンですが、ハゲを進行させないためには、テストステロンをDHTに変換させない行動が欠かせないものとなってきます。

テストステロンは、5αリダクターゼという酵素によりDHTに変わります。この酵素は毛母細胞の細胞膜に存在しています。男性型脱毛症になりやすいのは、毛母細胞の5αリダクターゼの活性が高い人、もしくはその量が多い人と考えられます。したがって、DHTの産生を防ぐには、5αリダクターゼの働きと量を抑制することが重要です。

DHTの産生は自分の力である程度抑えていくことができます。

本章ではそのために何をすればよいのかを柱として、薄毛を改善する方法を探っていくことにしましょう。

脱毛ホルモン「DHT」をつくらない

◆女性にも男性型脱毛症が増えている

「男性型脱毛症の話ならば、私には関係ないわ」と本章を読み飛ばそうとした女性の方々、ちょっとお待ちください。女性の男性型脱毛症も増えています。あなたの薄毛は、もしかしたらこのタイプかもしれないのです。

男性型脱毛症になりやすいのは、主に次のような経験のある女性です。

●過酷なダイエットをしたことがある
●ストレス過剰な生活をしていたことがある
●更年期障害があった

●閉経している

女性ホルモンには発毛効果があるため、女性は男性型脱毛症にはならないといわれています。しかし、女性にもテストステロンは分泌されていて、卵巣や副腎から男性の1割程度の量が出ています。

では、なぜ、前述のような経験があると、女性の男性型脱毛症が起こりやすくなるのでしょうか。

そのお話の前に女性ホルモンについて説明しましょう。女性ホルモンには、大きくエストロゲン（卵胞ホルモン）とプロゲステロン（黄体ホルモン）の2つがあります。

エストロゲンは子宮内膜を増殖させ、プロゲステロンは増殖した子宮内膜を受精卵が着床《ちゃくしょう》しやすい状態に整えます。また、エストロゲンは髪の毛や肌、爪などの張りや潤いを保ち、コラーゲンの生成を促します。一方、プロゲステロンは体内の水分量や食欲、基礎体温などのコントロールをしています。

女性ホルモンの分泌はとても繊細なものです。エストロゲンやプロゲステロンの分泌量は、一生涯でわずかティースプーン1杯程度しかないのです。そんな少量の中で

2つの女性ホルモンがバランスよく分泌されることで、女性の体のリズムは整えられ、神秘的な機能が保たれています。

実は、女性の体内にある男性ホルモンの量は、エストロゲンの10倍以上もあります。それなのに女性が男性化しないのは、女性ホルモンが作用しているためです。

ところが、ストレスがかかるとプロゲステロンはコルチゾールやコルチゾンなどのストレスホルモンに変化します。ストレスホルモンとは、ストレスから体を守るための大事な物質ですが、分泌量が過度になると活性酸素が大量発生するなど体によくない働きをするようになります。また、ストレスはエストロゲンの分泌量も減らします。

こうして女性ホルモンの量が減って活性が落ちると男性ホルモンが優位になります。5αリダクターゼが毛母細胞にあれば、女性であっても男性型脱毛症を起こすのです。

たとえば、女性は過度のストレスを負うと、生理が止まることがあります。ストレスホルモンの分泌が過度になる一方で、プロゲステロンやエストロゲンが減り、ホルモンのバランスが崩れるからです。生理が止まってしまうほどの無理なダイエットも女性ホルモンを減らします。また、女性ホルモンは、25~35歳ごろにもっとも多くなり、40歳ごろから分泌が急激に減り始め、更年期となる50歳前後の閉経で限りなくゼロになります。多くの女性の薄毛は、閉経後に急激に進むケースがよく見られます。

こうしたことから、ストレス、無理なダイエット、更年期障害、閉経などの経験がある女性は、男性型脱毛症を起こしやすい状態にあるのです。

ストレス、無理なダイエットはハゲの原因になる

◆医療(ストップ・ザ・5αリダクターゼ)の力を借りて悪玉物質を抑える

男性型脱毛症を改善するには、まず5αリダクターゼを抑制することです。

現在、男性型脱毛症の治療を行う専門医院が増えています。以前は、市販の育毛剤などを使って頭皮ケアを行い、なんとか薄毛を防ごうとがんばっていた人が多かった

と思いますが、今では「ハゲも治療で改善する」ということが新常識となっています。

その治療で使われているのが、5αリダクターゼを抑制する作用を持つ薬です。

5αリダクターゼには「I型」と「II型」という2つのタイプがあります。

5αリダクターゼI型は、主に皮脂腺に多く存在しています。オイリー肌でハゲている人は、I型が多いタイプといえます。

5αリダクターゼII型は、毛乳頭《もうにゅうとう》に多く存在しています。こちらは、ひげや体毛が濃くてハゲている人に多いタイプです。髪をつくる毛乳頭に直接作用するため、II型の多い人のほうが、男性型脱毛症がより進行しやすくなります。

また、薄毛の起こる場所からどちらの5αリダクターゼが多いのかを見極めることもできます。I型のタイプは側頭部《そくとうぶ》と後頭部からハゲやすく、II型は前頭部や頭頂部から脱毛が進みます。

男性型脱毛症の治療は、まずは自分のタイプを知り、それに適した薬を選んでいくことから始まります。遺伝子検査によって、自分がどのタイプなのかを調べる医療も始まっています。この検査では前頭部や頭頂部の毛髪から遺伝子をとり出して測定し、患者さんがどちらの5αリダクターゼが多いのか、あるいは、将来の男性型脱毛症のリスクを評価していきます。

男性型脱毛症の服用薬には、フィナステリドまたはデュタステリドを主要成分とするものがあります。

フィナステリド製剤には「プロペシア」や、そのジェネリックである「ファイザー」があります。これは、5αリダクターゼII型のみ発現している人に効きます。

一方のデュタステリド製剤は、I型とII型の両方に効くとされる薬です。男性型脱毛症の治療薬としては「ザガーロ」があります。これは、2015年9月28日に厚生労働省から認可されたばかりです。

さらに、男性型脱毛症の薬としては、「リアップ」が有名でしょう。成分名はミノキシジルです。ご存知のとおり、こちらは外用薬となります。

ミノキシジルには、毛細血管を拡張させて頭皮の血行をうながすとともに、毛母細胞にも直接働きかける効果があるとされています。

現在までのところ、男性型脱毛症には5αリダクターゼII型が関与しているケースが多いため、プロペシアとリアップを使っていく治療法が標準的でした。ただ、Ⅰ型が関与する男性型脱毛症に効果があるザガーロが認可されたことにより、治療法の選択肢はさらに広がっていくと考えられます。

なお、フィナステリドまたはデュタステリドはいずれも前立腺肥大症の治療薬として使われていたのが始まりです。薬ですから、効果があれば副作用もあります。リアップはＯＴＣ医薬品（一般医薬品、市販薬）ですが、フィナステリドとデュタステリドは処方薬です。服用を考える場合には、専門の医療機関を受診する必要があります。

このように、５αリダクターゼは薬の力を借りて抑制することができます。

治療でハゲを治す方法もある

リアップは女性用も販売されていますが、プロペシアとザガーロは女性の適用はありません。また、薬に頼らずになんとかしたいと思われている方も多いでしょう。

一般に、亜鉛には5αリダクターゼを抑制する作用があると見られています。

◆亜鉛が不足すると抜け毛が増える

亜鉛は人体に約2g含まれ、必須ミネラルの一つです。食事からとることが重要で、一日に少なくても成人男性で10㎎、成人女性で8㎎の摂取が推奨されています。これに対して日本人摂取量は、男性が平均8.8㎎、女性が7.2㎎といわれています。亜鉛不足も、脱毛に悩む人が増えている一因になっているのかもしれません。

亜鉛は、細胞分裂の際に使われるなど、100種類を超える酵素の活性化や生成に必要とされるミネラルです。免疫力の向上や精子の形成などにも働いています。男性ホルモンや女性ホルモンの生成にも関与しています。

よって、亜鉛が不足すると、抜け毛が増えて髪がやせていく他にも、肌がカサカサする、感染症を起こしやすい、精子が減る、精力が落ちる、女性の場合は月経が起こりにくくなる、貧血になる、傷がなおりにくいなどの症状が現れます。物忘れの多さも亜鉛不足があると見られています。

さらに、亜鉛は味覚にも大事なミネラルです。亜鉛不足は、舌で味覚を感知する味《み》蕾《らい》が減少し、味覚障害の生じることがわかっています。

亜鉛不足において男性陣が気になるのは、脱毛症の進行にあわせて、精子の減少と精力の減退でしょう。「亜鉛が不足すると精力が落ちる」「亜鉛は性のミネラル」といって、サプリメントの服用をすすめるメーカーの広告を目にすることもあります。

ただ、亜鉛は不自然な摂取のしかたをすると、過剰症を起こしやすいミネラルでもあります。大量の亜鉛をいっきにとれば急性亜鉛中毒を起こし、胃障害やめまい、吐き気などの症状に襲われます。急性の中毒にならないまでも、過剰摂取を続けてしまうと、銅や鉄などのミネラルの吸収が阻害されて欠乏症が起こりやすくなります。

こうしたことを考えても、亜鉛はサプリメントに頼るのではなく、毎日の食事から摂取していくことが第一です。

亜鉛は、カキやレバー、牛肉、卵、うなぎ、玄米、納豆、煮干し、ごまなどに含まれています。一つ一つの食材に含まれる亜鉛量は少量であるため、これらを毎日とり続けていても、過剰症になる心配はありません。

ちなみに、摂取の上限量は成人男性で40〜45㎎、女性で35㎎とされています。この数値以内であれば、過剰摂取による健康障害を起こす心配はないとされています。

たとえば、玄米を主食にして、ごまや納豆、生卵などをかけて毎日食べるだけでも、亜鉛を補い、5αリダクターゼを抑制することができるでしょう。

ときには豪華に、カキや牛肉のステーキ、うなぎを食べることも、髪の健康に役立ちます。発毛のために、ときには食事にお金をかけることは贅沢ではありません。効くかどうかもわからない育毛剤やサプリメントに費やすよりよほど有効でしょう。

ただし、亜鉛は、食物繊維と一緒にとると吸収を阻害されるというデメリットを持ちます。食物繊維は腸の健康に不可欠な栄養素で、薄毛の改善にも欠かせません。そこで、亜鉛を含む食品と食物繊維を一緒にとる場合には、亜鉛の吸収率を高めるビタミンCやクエン酸を含む食品（レモンなど）を加えるとよいでしょう。

ときにはカキやうなぎを食べる

◆男性ホルモンを減らしてはいけない

ハゲを治す方法としてもう一つ考えられるのが、男性ホルモンのテストステロンの分泌を抑えることです。

たしかに、テストステロンが少なければ、5αリダクターゼが作用してハゲ物質のDHTがつくられることはなくなります。しかし、この考えには落とし穴があります。

男性が自分らしさを失わずに輝き続けるために、男性ホルモンは必要なのです。

女性の場合、50歳前後に閉経が起こると、女性ホルモンが激減します。その際、更年期障害に悩まされる人は少なくありません。顔がほてる「ホットフラッシュ」や、のぼせ、大量の発汗、倦怠感などが主な症状ですが、イライラや不安などの精神症状に襲われることもあります。意欲が低下してうつになり、無気力や自殺願望にとらわれる人もいます。

こうした更年期障害は、男性にも起こります。

男性の場合、50歳を境に性ホルモンがいっきに低下するというような劇的な変化はありません。20代をピークにジワジワと減っていくのです。だいたい年に1～2％の割合で減り続けるとされています。それを知らずに男性ホルモンを増やす努力を怠れば、40代には男性ホルモンが著しく減った状態になり、場合によっては更年期障害に襲われることになります。

男性の更年期障害は、やる気が出ない、疲れがとれない、気分が沈みやすいなどの倦怠感、不安、集中力の低下などの精神症状から現れることが多いようです。

代謝機能が落ちて内臓脂肪が増え、メタボが進むケースもあります。性欲の減退や勃起障害も代表的な症状といえるでしょう。ただ、女性のホットフラッシュのような象徴的な症状は出にくいため、更年期障害の自覚が難しいという一面もあります。

最近では、男性ホルモンの数値が低い人に対し、男性ホルモンを外から補充するという治療法も行われています。

男性ホルモンの減少は、健康にとってマイナスしかありません。ハゲを改善できても、生きる気力や健康が損なわれては意味がなくなります。

男性はいくつになっても、たとえ薄毛になってしまったとしても、テストステロンを枯らしてはいけないのです。

テストステロンが男性らしい魅力をつくり出すことは、動物界においても同様です。ライオンのオスは、テストステロン濃度が高いほどタテガミが黒くて長くなります。メスは、黒くて立派なタテガミのオスに魅せられ、繁殖相手に選ぶといわれます。オスの精力や生命力はタテガミに表れ、精力の強いオスほどモテるのです。

人間の男性のテストステロン濃度は、薄毛や体毛の濃さに表れます。

以前、朝の情報番組で「薄毛好き女性が急増している」という内容を放送していました。30代以上の女性の3人に2人、10～20代の女性の3人に1人が「薄毛男性がかっこいい」と答えたということです。

また、薄毛200人と薄毛ではない200人にアンケートしたところ、薄毛の人は85人が恋人がいたのに対し、薄毛ではない人で恋人がいるのは61人だったそうです。

数年前に「草食男子」という言葉が流行しましたが、現在は草食男子を通り越して「受け身男子」が増えてきているそうです。女性に興味がないわけではないが、性的感情の弱いのが草食男子とするならば、気になる女性にアプローチすることも自ら告白することもなく、女性からアプローチされれば動くというのが受け身男子の定義のようです。

こうした受け身男子はテストステロン濃度が低いのでしょう。将来、更年期障害が心配されるタイプともいえるかもしれません。

そうした男性たちにものたりなさを感じている女性たちに、テストステロンを豊富に蓄えた薄毛男子は魅力的に映るはずです。

ただし、薄毛男子がモテるためには条件があるようです。

それは「清潔感があること」「薄毛であることをへたに隠さないこと」というものです。残っている髪の毛で薄毛を隠そうと伸ばしたりせず、いさぎよく短髪にして清潔感をかもし出すのが、モテる薄毛男子の特徴といえるのでしょう。

また、肉食系であることが全面に出ているようなアグレッシブで生命力の高い薄毛男子は、なおモテるとも語られていました。

こうして考えるとテストステロンが多くて薄毛になることは、悪いことばかりではないように思えてきます。

肉食系薄毛男子は女性にモテる

◆「枯らさず、増やさず」の極意

男性ホルモンが多くても、5αリダクターゼを抑える努力をしていけば、薄毛を改善することができるでしょう。これは、女性の男性型脱毛症の人にもいえることです。

亜鉛を豊富に含む食べ物をとり、糖質の摂取を制限し、腸内細菌を元気にするような食生活をしていくことが、薄毛の改善に必要となり、、男性ホルモンを減らすことは生命力を減退させ、老化を促進させるため、逆効果となるのです。。

ただし、男性ホルモンの場合は、増やし過ぎてもいけないことがわかっています。男性ホルモンは、心身を若々しく元気にさせる大事な内分泌物ですが、増えすぎれば命を縮めてしまいます。ここが性ホルモンをあつかう難しいところです。

実際、多くの生物種においてオスはメスより短命です。人間も男性は女性よりも短命です。日本人の平均寿命でいえば、男性は女性より約6.5歳も短くなっています。

2012年9月、韓国にある仁荷大学の生物学者ミン・キュンジン博士らの研究チームは、男性ホルモンが男性の寿命を縮めていることを裏づける論文を「カレント・バイオロジー」誌に発表しています。ミン博士らは、『養世系譜』という系図に記録されていた、宦官《かんがん》である内侍《ないし》81人の寿命を割り出したのです。

宦官とは、去勢された男性のことです。昔の中国や朝鮮、古代ローマ、古代ギリシャ、オスマン帝国などには、宦官という官吏がいました。去勢されて男性としての生殖機能を果たさないことから、女官の操と純潔を守るとして後宮に使え、皇帝や王、王族の身の回りの世話をしていました。

その宦官の容貌や精神は、男性らしさを著しく欠如したものだったといわれています。ヒゲも生えず、声は高く、丸みを帯びた体型だったといいます。若いうちに去勢した宦官は、でっぷりと太り、その肉は柔らかくてしまりがなかったそうです。年齢とともに肉は落ち、急激にたくさんのシワがより、40歳でも60歳くらいに見える人が多かったともいいます。

ただ一方、宦官でハゲている人はいなかったともいいます。

男性ホルモンはそのほとんどが睾丸から出ています。男性ホルモンにさらされることがなくなると、ハゲる心配はなくなるけれども、筋肉や骨格の発達をうながせず、男性は男性らしさを失ってしまうのでしょう。

さて、ミン博士らの調査に話を戻しましょう。結果は、宦官の平均寿命は70歳という、当時としてはかなりの長命であることがわかりました。これに対して、社会的地位のあった3つの貴族の男性群は、宦官より14～19年も平均寿命が短かったことも示されました。

しかも、宦官81人のうち、100歳以上まで生きた人は3人もいたのです。

「100歳以上の人は日本で3500人に1人、米国で4400人に1人という現代に比べて、朝鮮王朝時代の宦官における100歳以上の人の割合は、現在の先進国を少なくとも130倍上回る計算になる」と研究チームの論文には記されています。

これまで、ラットやイヌ、ネコなどの動物実験で、去勢したオスは長生きするというデータは示されていました。しかし、人間での証拠はなかなかありませんでした。ミン博士らの研究は、男性ホルモンが人間の寿命に与える影響を示したという点において、大変注目されています。

宦官が長生きした要因は、男性ホルモンの分泌以外にも考えられることがあります。たとえば、性的な欲求が減ったためにストレスも少なくなり、その副次的な結果として、長生きにつながったとも見ることができます。

老化に関する有力説の一つに、老化は生殖と引き換えに起こるという説があります。体の持つエネルギーは限られていて、生殖機能を維持しようと無理をすると、その他の身体機能を保てなくなり、体が老化して長生きできなくなるのかもしれません。

私にも、男性ホルモンにまつわる悲しい思い出があります。

私の知人の会社社長は、若い恋人をつなぎとめるため、男性ホルモンを定期的に注射していました。ところが、あるとき急に亡くなってしまったのです。ホルモン注射と死の因果関係ははっきりとはわかっていません。そうとはいえ、ホルモンは微量であっても体に影響を与える物質です。そのホルモンを不自然な形で補うのは、やはり危険なのです。

男性ホルモンを上手にあつかう極意は、一つです。「枯らさず、増やさず」。この絶妙のラインを保つことが、いくつになっても若々しくエネルギッシュに生き、ハゲを改善して、男っぷりを上げる方策となるのでしょう。

男性ホルモンの注射などはしない

◆性ホルモンは運動で増やせる

男性も女性も、性ホルモンは、自力で増やすことができます。薬に頼らずに自分の力で分泌量を増やしていくことが、薄毛と更年期障害を防ぎつつ、若々しく健康長寿を達成することにつながっていきます。

性ホルモンは、「食事」「運動」「睡眠」の3つの方法から増やしていくことができます。食事については第5章にてお話ししますので、ここでは運動と睡眠の面から見ていくことにしましょう。

性ホルモンをバランスよく増やすには、運動が大事です。ただ、男性の場合と女性の場合では方法がやや異なります。

男性の場合は、筋肉を増やす運動が効果的です。男性ホルモンは、生殖器以外にも筋肉でもつくられているからです。つまり、筋肉量を増やすことによっても、男性ホルモンの分泌をうながすことができます。

ただ、一方で「筋トレをするとハゲる」という人もいます。筋肉量を増やすと男性ホルモンであるテストステロンが増えてしまうため、薄毛になりやすいという意見です。

ただ、これに関してはお話ししてきたとおり、テストステロンそのものが悪いのではなく、5αリダクターゼがくっついたときにDHTという悪玉ホルモンに変換され、薄毛が起こります。テストステロンは、若々しく長生きするために不可欠なホルモンですから、分泌量が著しく減りやすい40歳以上の人は枯らさないように、がんばったほうがよいことになります。

ただし、体に過剰な負担をかける形で筋トレをすると、今度は別の理由からハゲが進行する危険性が大きくなります。問題となるのは、活性酸素です。活性酸素は、翌日にまで疲れを残すような激しい運動した場合、発生量を増やします。

具体的には、強い筋肉痛を残すようなハードな筋肉トレーニングやスポーツ、マラソンなどは、活性酸素を増やす原因になるので注意しましょう。

運動は「心地よい」「楽しい」と感じる程度に、少しものたりなさを残すくらいのほどほどさが、ハゲを起こさずに健康を増進する秘訣であることを忘れないでください。心拍数が安静時より1.5倍増えるほどの運動が理想といえます。

私も男性力を保ちつつもハゲは防ぎたいので、適度の運動を日常的に楽しんでいます。仕事を早めに終えたときには、スポーツクラブに立ち寄り、プールに入ります。プールでは、水中ウォーキングを合計300mしたあと、間隔をあけて合計300mをクロールでゆっくり泳ぎます。

仕事中に時間があいたときには、ウォーキングに出かけます。皇居や新宿御苑を歩くことが多いのですが、いちばんのお気に入りは上野動物園です。大好きな動物を観察しながら歩いていると、かなりの距離を歩いても楽しくて疲れないので、動物好きの方にはおすすめです。私は年間パスを持つほどの上野動物園フリークです。

朝は、毎日、NHKEテレビジョンの放送を見ながら、ラジオ体操をします。「ラジオ体操なんかで、筋肉がつくものか」と思う人もいるでしょう。しかし、ラジオ体操は身体の筋肉をくまなく動かすよう、いくつもの運動を組み合わせてつくられています。日常生活では使わないような筋肉や関節も動かせるので、筋肉をほどよく動かしながら、男性ホルモンを高める効果を期待できます。

朝のわずか10分間、しかも無料で大きな効果を得られるのですから、「やらないほうがもったいない」というものでしょう。

さらに、休日には自宅のそばにある温泉施設に通っています。屋内のお風呂でゆっくりと体を温めたら、露天風呂に入ります。お客さんが私一人だったら、すっ裸ではありますが、腹筋運動をします。

男性ホルモンを「枯らさず、増やさず」に、薄毛を防ぐ運動とは、こんな程度でよいのです。

一方、女性ホルモンを増やす運動とはどのようなものがよいでしょうか。

女性ホルモンは、生涯にティースプーン1杯分しか出ないことはお話ししました。大事なのは、エストロゲンとプロゲステロンがバランスよく分泌されることです。そのためには、体内活動の調整をつかさどる自律神経をバランスよく働かせる運動がよいといわれます。具体的にはリラックス効果の高いヨガやストレッチ、ウォーキングがおすすめです。

男性は軽い筋トレ、女性はヨガやストレッチがよい

また、女性ホルモンの大半は卵巣から分泌されます。よって、卵巣の機能を整えるために、骨盤のゆがみを正すようなヨガやストレッチを行うとよりよいでしょう。

◆腸と生殖器の働きはつながっている

性ホルモンを適度に増やしつつも、薄毛の進行を食い止めるには、腸を鍛えることが大事です。性ホルモンは、主に生殖器から分泌されています。その生殖器はもとをたどれば腸からできた臓器なのです。

動物の始まりは、腔腸動物にあることをお話ししました。腔腸動物とは、ヒドラなど腸だけで生きていて、脳を持たない生物のことです。動物は最初は腸だけで生きていたのです。それが進化の過程で、腸から分化する形で肝臓や腎臓、胃、そして脳などあらゆる臓器がつくられていきました。生殖器も腸から生まれています。

生殖器が腸から分化した臓器であることは、胎児を見るとわかります。母親のおなかの赤ちゃんを調べると、5週目ではまだ生殖器はありません。8週目になって腸にくびれができ、生殖結節になります。それが男性器、女性器へと発達していくのです。

腸から生まれた生殖器は、その働きも腸と連動しています。

たとえば、男性は性的興奮をすると勃起します。勃起は、自律神経のうち副交感神経が優位のときにしかしません。

自律神経とは、自分の意志に関係なく体の働きを調整する神経です。自律神経には交感神経と副交感神経があり、それぞれ対照的に働きます。交感神経は活動時に働く神経で、副交感神経は休息時に働く神経です。

ただし、腸と生殖器だけは、これとは反対の動きをします。副交感神経が優位のときに働きを高め、交感神経が優位になると活動力を抑えるのです。

生殖器の働きが強いと、性欲も強いと思われている人もいますが、実は腸の働きがとても大事です。性欲は、ドーパミンやセロトニンなどの神経伝達物質の働きでわいてきます。簡単にいえば、ドーパミンは「好き」、セロトニンは「セックスをしたい」という感情を生み出すホルモンです。これらを総称して「幸せホルモン」とも呼びます。この幸せホルモンの材料となる前駆体《ぜんくたい》をつくるのは、腸内細菌なのです。

動物が腸だけで生きていた時代、幸せホルモンは腸で働く神経伝達物質でした。現在も、セロトニンの90％は腸にあり、脳にあるのはわずか2％のみです。その幸せホルモンは、人が食べたたんぱく質がフェニルアラニンやトリプトファンなどのアミノ酸に分解され、それを原料に前駆体がつくられます。この幸せホルモンの前駆体は、腸内細菌の関与がなければ生成できません。しかも、前駆体を脳へ送っているのも腸内細菌です。

つまり、腸内細菌が元気でなければ、幸せホルモンの生成量が減り、「好き」という気持ちも「やりたい」という気持ちもわかないことになります。性欲がわかなければ生殖器も活性化しません。当然、性ホルモンの分泌量も減ってしまうのです。

薄毛を改善するには腸内細菌の働きが非常に重要であることは、第2章にてお話ししました。生殖器を活性化して性ホルモンの正常な分泌をうながすためにも、腸の働きは大変重要だったのです。

腸に着目すれば、薄毛も改善するし、精力も高まるのですから、私たちにとってこんなにうれしいことはないでしょう。腸を元気にする方法は、第2章でもお話ししたように、食事は腹8分目にとどめ、そのなかで食物繊維の摂取量を増やすことです。具体的には、海藻類や野菜類を意識して多く食べるようにすればよいのです。

腸を元気にすれば、性ホルモンの量も増える

◆良質の睡眠がハゲを救う

性ホルモンは睡眠の状態に深く関与しています。

最近、国際メンズヘルス学会で、男性ホルモンを長期間投与した場合、男性機能が回復したばかりでなく、睡眠の質が改善されたという報告が出されました。

泌尿器科の治療法でも男性ホルモンの投与が行われています。それによって早朝勃起の回復とともに、夜間の中途覚醒がなくなる例が多いとも聞きます。

ただし、前述したように、注射などによって男性ホルモンを人工的に体内に入れることは、よほどの理由がないかぎりおすすめできません。

それよりも、良質な睡眠を築けるように心がけましょう。男性ホルモンは睡眠中に増えるからです。

また、女性ホルモンも睡眠と深くかかわっています。女性のみなさんは経験のあることだと思いますが、月経前は日中に眠気の起こることが多いでしょう。排卵後から月経前に分泌されるプロゲステロンには催眠作用があるためです。

ただ、この時期は眠気が強いわりには、熟睡を得にくいものです。質のよい眠気は、高かった体温が下がるときにやってきます。この眠気にしたがって布団に入ると寝つきがよくなり、睡眠の質も上がります。ところが、この時期の女性は基礎体温が高くなるため、夜も深部体温が下がりにくく、寝つきが悪くなりやすいのです。

一方、もう一つの女性ホルモンであるエストロゲンには、睡眠を安定させる効果があります。エストロゲンが優位になる月経後から排卵前には、良質な睡眠を得やすくなります。

女性の場合、女性ホルモンと睡眠のリズムが密接に関係しているため、ホルモンバランスを崩すと不眠症になりやすくなります。反対に、睡眠不足になればホルモンバランスが乱れます。

以上のことから、男女ともに性ホルモンの正常な分泌には、睡眠の質を高めることが欠かせない事項となってきます。

なお、男性型脱毛症でない場合も、睡眠不足や睡眠の質の低下は薄毛を起こす原因になります。1万年前の人類は、朝陽とともに活動を開始し、日没とともに休息に入りました。それが人の体にとっての自然です。自然からかけ離れてしまうと、心身はストレスを感じるとともに、活性酸素を大量に発生させてしまうのです。

私自身、睡眠不足の翌日は、抜け毛が増えることを自覚しています。

そうはいっても、多忙な生活によって睡眠時間を削らなければいけない人もいるでしょう。仕事などによって夜型生活になっている人、夜勤のある人もいるでしょう。

そうした人も、生活の中のほんの少しの工夫で睡眠の質を高めることができます。

ぜひ、次の3つの事項を生活にとり入れてみてください。

（生活改善1）朝起きたら、外に出て深呼吸する

起床後、太陽の光を浴びると、睡眠ホルモンであるメラトニンの働きを活性化でき、夜の寝つきがよくなり、熟睡度が高まります。

朝起きたら外に出て、全身のすみずみに新鮮な空気を送り込むつもりで、深い深呼吸をくり返してください。

（生活改善2）入浴は就寝1時間前にし、体をじっくり温める

眠気は、高かった体温が下がるときにやってくることをお話ししました。そのために活用したいのが入浴です。お風呂に入ると血流がよくなり、体温が上がります。十分に体を温めたあとにお風呂から上がると、入浴によって開いた血管から熱が放散されやすくなります。それによって、体温が急速に下がっていきます。この体温の変化によって、良質の眠気が起こります。入浴のタイミングは就寝1時間前が理想です。

入浴をせずにシャワーだけですませる人もいるでしょう。シャワーでは身体の汚れを落とせても熟睡は得にくく、身体の疲れを落とせません。

（生活改善3）真っ暗にして寝る

照明の豆電球をつけて寝る人もいるでしょう。しかし、豆電球の明るさは平均して9ルクスあります。ロウソクの明るさでさえ、睡眠を邪魔するのに十分といわれます。豆電球の明かりを一晩中浴びて寝れば、睡眠を阻害されてしまいます。

熟睡を得るには、真っ暗にして眠ることが大事なのです。

夜勤などによって昼間眠る人は、ブラインドや厚手のカーテンをしっかりと閉め、できるだけ真っ暗にして眠ることです。

「朝陽」「入浴」「真っ暗」の3つで熟睡度を上げる

◆性ホルモンを刺激する色がある

ここまで生理的活性物質である「ホルモン」の話をしてきましたが、その語源をご存知でしょうか。ギリシャ語で「刺激する」を意味する「hormaein」です。イギリスの生理学者W・ベイリスとE・スターリングによって、20世紀初頭に命名されました。

余談になりますが、内臓肉の料理も「ホルモン」と呼ばれています。その昔、私がまだ受験生だったころ、東京大学医学部の生物の試験の際、「ホルモンについて書け」という問題が出されました。わが家の定番料理だったホルモン煮を思い出した私は、「男性ホルモンを食べると男らしくなる。女性ホルモンを食べると女性らしくなる」と自信満々に記入し、1年間浪人生活を送るということがありました。以来、「ホルモン」の文字を見ると、淡く苦い青春の思い出がよみがえってきます。

内臓肉のホルモンの語源は、関西地方の方言で「捨てるもの」を意味する「ほおるもん（放るもの）」とする説もありますが、どうもこれは俗説のようです。実際には臓物料理の印象をよくするため、人の体内で働くホルモンにあやかって名づけられたといわれています。昔の人も、生理的活性物質のホルモンが人体に大事な役割をはたしていたことに気づいていたのでしょう。

さて、「刺激する」という語源に話を戻しましょう。生理的活性物質であるホルモンは、ほんの少しの量で体内の細胞や組織を刺激し、身体のさまざまな働きを調整する内分泌物の総称です。性ホルモンは、その一種です。

ホルモンは、その語源にもありますが、「刺激する」ことによっても分泌量を増やし、バランスを整えることができます。

性ホルモンの場合、恋愛やセックスなどの刺激によって量を増やせることはみなさんもよくご存じのことでしょう。

では、色によって刺激するという方法は知っているでしょうか。

男性ホルモンを刺激するには、赤色がよいようです。

イギリスにあるサンダーランド大学のD・ファレリー博士らは、赤色と男性ホルモンの関係について研究しています。自分の好きな色として赤色を選んだ男子学生は、青色を選んだ男子学生に比べて、テストステロンの値が高かったそうです。

東京の巣鴨は「お年寄りの原宿」と呼ばれ、「若ガエル街」として元気な高齢者に大人気の街です。その商店街の一角に世界唯一の「赤パンツ専門店」があることは有名です。私も買い物に行ったことがありますが、男女大人用、子ども用、さまざまな赤パンツがところ狭しと並べられ、あまりの迫力に疲労感を覚えるほどでした。

とくに人気なのは、自分の干支の入った赤パンツで、はけばたちまち元気と幸福が訪れるといって、お客さんが次々と買っていました。

私の知人の女性の彼氏も、赤パンツの愛用者です。還暦目前という年齢ながら、いつも元気いっぱいで精力があり、「今でもちゃんと朝立ちする」と自慢しています。

英国ダラム大学のR・ヒル博士らは、オリンピック大会にてボクシングやレスリングなどの試合を徹底的に調べました。結果は、赤サイドのほうが青サイドよりも10〜20％も勝率が高いことがわかりました。赤色のユニフォームやプロテクターを身につけることでも、勝率が高まるということです。

赤色で元気になるのも、格闘技の勝率が高まるのも、男性ホルモンのテストステロンが刺激されるためと考えられます。また、赤い車に乗るとテストステロンが増えるという実験結果もあります。

「元気がでない」「疲れた」「集中したい」などというときには、テストステロンの増加を願って赤いパンツをはき、赤い服や物を身につけるとよいようです。

では、女性ホルモンを刺激する色は、何でしょうか。

答えはピンクです。

こんな実験があります。同年齢の女性2人のうち、1人には水色のカーテンや壁紙、小物でそろえた「水色の部屋」、もう1人には同じようにピンクでそろえた「ピンクの部屋」で、それぞれ1カ月間過ごしてもらいました。その後、2人の肌年齢を測定しました。結果は、「ピンクの部屋」で生活した女性は、肌年齢が若返っていたということです。

他にも「ピンク色を見ると脳が女性ホルモンの分泌をうながす」という研究や、出産後にピンクの下着を身につけると産後の肥立ちがよくなるという報告もあります。女性はピンクを身につけていると、女性ホルモンを増やして薄毛を予防・改善できるかもしれません。

男は赤パン、女はピンクパンツをはく

【〝髪にいいホルモン〟を出す要諦】薄毛を改善するための2カ条

第1カ条　〝発毛ミネラル〟亜鉛の多い食事をする（カキ、レバー、牛肉、卵、うなぎ、玄米、納豆、煮干、ゴマなどに亜鉛は豊富）

第2カ条　男性ホルモンを増やす「良質の睡眠」を心がける

腸内細菌が教える“脱清潔”

第4章

髪の美容常識のウソ！みんな「毒」されている

◆日本人はコマーシャルに毒される

日本人が今、もっとも気遣うのは、においです。「クサぁ〜い」という言葉にひどく敏感です。それを証拠に、汗のにおい、体臭、口臭のみならず、くさいのがあたりまえの大便のにおいまでとる「消臭グッズ」が花盛りです。

シャンプー、リンス、コンディショナーなども消臭効果をうたったものがたくさんあります。汚れやベタつきをすっかり洗い流してサラサラヘアにし、髪にほんのりよい香りをつけるのが、シャンプー類の役目といったところでしょう。

なぜ、私たちはこんなにもにおいを気にするようになったのでしょうか。

最近、テレビや新聞、雑誌などの広告でも「においを消そう、清潔にしよう」というものがやたら目につきます。そうした映像をくり返し見せられることで、「におい＝悪」「人に迷惑をかける」「嫌われる」、そしてにおいがするだけで「汚い」と思い込む思考回路が無意識にもつくられてしまっているのでしょう。

そんなコマーシャルが、自分がにおっているのではないかと悩み続ける「自己臭症」

や、何時間も、あるいは一日に何度も手を洗い続ける「アライグマ症候群」などの精神的障害を助長していることは間違いないでしょう。

「朝シャン」という言葉が流行したこともありましたが、一日に朝と夜の2回もシャンプーを使っている人がいるのだとしたら、これも異常なことです。

においにおける問題は、さらに深刻です。「おまえはクサイ」と友だちにいわれるのが小中学生にとってもっとも傷つく言葉になっていて、においが仲間はずれの理由になるなど、いじめ問題に直結する事態になっているのです。

「恐怖をあおることで、政治家は有権者に自分を売り込み、テレビやニュース、雑誌は視聴者や読者に自分を売り込み、権利擁護団体は入会を勧誘し、やぶ医者は治療を、弁護士は集団訴訟を、企業は商品を売り込む」

と語っているのは、社会学者のバリー・グラスナーです。

このように、恐怖は人を動かすもっとも強力な方法となります。

人間はコミュニケーションの道具として言語を使う唯一の動物です。たとえば自然界の動物は親の怖がる姿を見ることで恐怖について学習しますが、人間はそれに言語を通した学習が加わります。

しかも現代は、テレビやインターネット、携帯電話などの出現で、時代や場所を超えた学習ができるようになりました。つまり、弱肉強食の世界に生きる動物より、私たちははるかに恐怖を学習しやすい環境に生きているということです。

日本人の清潔志向や消臭志向は、日々くり返し流される情報が脳に刷り込まれて、後天的に学習した恐怖から生まれるものです。企業はそれを商品のマーケティングに実にうまく利用しています。

こうした新たな視点を持って、シャンプー類のコマーシャルを見てください。人気女優が、艶やかな美しい黒髪をサラサラ～ッとなびかせて、そこに商品の映像がクローズアップされます。「あんな美しい髪になりたい」→「このシャンプー類を使えば美しい髪になれる」という思考が脳内で繰り返されると、「きれいな髪になるためには、あのシャンプーを使わなければいけない」という思いが生まれるでしょう。その半面、自分の髪を省みて、「美しくない」「におうのではないか」と漠然とした不安を感じるようになります。

よって、消費者に「あんな美しい髪になりたい」と印象づけることができれば、企業としては大成功といえるでしょう。反対に、あなたがそう思ったのだとしたら、企業の思う壺にははまったということになります。

しかし、よく考えてください。コマーシャルはイメージを伝えているだけで、登場する女優のような髪になれるとは確約していません。そもそも、本当に人気女優がそのシャンプーを使っているのでしょうか。それは、本人にしかわからないことです。

最近は、男性専用のシャンプーも人気です。やはり人気の芸能人が「ベタつき、においをとる！」などのセリフをいいながら、フサフサの髪を洗っている姿をくり返し見せられていると、「ベタつきやにおいはとり除くべきもの」＝「髪によくないもの」と思ってしまうところでしょう。

不安をあおって恐怖を植えつけ、購入意欲を高めさせるコマーシャルは、一種のおどしではないかと思うことがたびたびあります。そうとはいえ、シャンプーを使えば本当に髪が健康になるのならば問題ありません。しかし、そうではないのが現実です。

私は、日本人の薄毛の一因は、シャンプー剤にあると思っているのです。

テレビコマーシャルをうかつに信じない

◆このシャンプー、リンスは必要ない

もし、あなたがテレビコマーシャルで宣伝されているようなシャンプー類を使っているのだとしたら、容器の裏側に記載されている成分欄を見てください。原料が何か想像もつかないような難しいカタカナ語が並んでいます。

その多くは、化学合成品です。石油などを原料としている物質です。そうした化学物質は1万年前にはなかったものです。頭皮に付着させれば、活性酸素を発生させる危険性が高まります。頭皮ケアの方法として「頭皮をマッサージするようにシャンプーする」という人がいますが、こんなに怖いことはありません。薄毛を進行させる原因にもなるはずです。

そもそも、日本人はいつからこんなにもシャンプー剤を使うようになったのでしょ

うか。

もともと日本人には古代より髪を水で洗う習慣はなく、洗髪が広く行われるようになったのは江戸時代といわれます。

古代から、「女性の長い黒髪は美人の証」とされていましたが、髪の手入れ法としてはとかすことで汚れをとり、油で艶と香りをつける程度だったようです。平安時代の絵巻などにも、背丈よりも長い黒々とした髪の女性がたびたび描かれています。そうした平安美女たちの黒髪は、洗髪しないことでつくられていたものだったのです。

江戸時代に入ると、女性たちは油をたっぷりつけて日本髪を結うようになります。それでも洗髪は1カ月に1度くらいだったようです。洗浄料にはふのりや米ぬか、小麦粉を使い、髪を結う際に塗った油を落とすのが洗髪の目的でした。ただ、洗髪の方法や頻度は地域や身分、時代によっても違ったようです。

共通しているのは、基本的に洗髪は髪の汚れや油を落とすだけのもので、現在のようなヘアケアの目的はありませんでした。

ヘアケアとして実践されていたのは、クシで髪をとかすことです。平安美女は髪すきが毎日の日課で、時間をかけて念入りにとかしていたようです。

では、いつごろからシャンプーを使って毎日のように洗髪することが一般的になったのでしょうか。

明治に入ると石けんが輸入され、洗髪にもだんだんと石けんが使われるようになっていきました。戦時中は洗髪もままならなかったでしょうが、庶民も比較的豊かな生活をしていた昭和初期も週に1回程度が一般的だったようです。

「シャンプー」と呼ばれる洗剤が初めて発売されたのは1926年です。石けんを原料としないシャンプーが発売されたのは1950年代という戦後のことです。洗浄成分として、界面活性剤が使われるようになり、一般の家庭にまでシャンプーが普及していきました。それでも洗髪の頻度は多くなく、1970年代は週に1回というのがふつうだったように思います。

現在のように、さまざまな種類のシャンプーが売り出されるようになったのは1980年代からです。起床後に髪を洗う「朝シャン」が若い女性たちの間で流行し、より簡易に洗髪できるようにシャンプーとリンスが一体になった洗剤も出まわりました。

こうして見てみれば、私たちがシャンプーという異物を毎日髪につけるようになっていまだ30数年しかたっていないことがわかります。

今では毎日シャンプーを使うことが常識となっていますが、長い日本の歴史から見れば、現代の常識は髪にとって〝非常識〟といえるでしょう。

では、どうして「髪の健康には毎日のシャンプーが大事」という常識が生まれ、私たちはその常識にとらわれるようになったのでしょうか。

理由は一つです。シャンプー剤を売ったり、シャンプー剤を宣伝したり、重要さをアピールしたりすることによって営利を求める人たちがいるからです。

「毎日シャンプーしないと髪が痛む」「皮脂をきれいに洗い流さないと、毛穴がつまってハゲになる」「ベタつきがにおいの原因」などと日々不安をあおるような情報に接していることで、「毎日シャンプーする」という本来の〝非常識〟が、現代人の常識にすり替わってしまったのです。

そうした視点を持って、もう一度シャンプーの成分欄を見てください。わけのわからないカタカナ語の具体名は、「洗浄成分」「脱脂成分」「保湿成分」「増泡成分（泡立ちをよくする）」「増粘《ぞうねん》成分（トロリとした粘度をつける）」「潤い成分」「抗菌・殺菌成分」「香料」「色素」などが主なところです。

これらが本当に髪の健康に必要なものなのでしょうか。

「毎日シャンプー」は髪にとって〝非常識〟

◆シャンプーのここが髪の健康をダメにする

もう一つ、「そもそも」のお話をさせていただきましょう。

そもそも、人間の身体には、自分の力で悪い個所を修復し、健康を増進させようとする体内機能が備わっています。その力を最大限に引き出してあげることが、老化や大病を防ぎ、若々しく健康であり続けるために必要なことです。

簡単にいえば、「修復力」「自浄力」「再生力」を身体は持っています。

髪の毛も同じです。

前にヘアサイクルのお話をしましたが、髪は定期的に抜けかわることで、若々しさを維持しています。

毛穴から出る皮脂には、髪の毛を守る働きがあります。天然の潤い成分ともいえるでしょう。この潤い成分が、髪の滑らかさと艶やかさを保ち、水分が必要以上に蒸発するのを防いでくれています。

なお、髪についた汚れやゴミ、余分な皮脂などは、ぬるま湯でよくゆすげば、ほとんどが落ちます。それは、皮脂が髪をコーティングしてくれているおかげです。

また、皮膚には皮膚常在菌と呼ばれる細菌たちが棲んでいます。表皮ブドウ球菌や黄色ブドウ球菌をはじめとする約10種類以上の細菌類が、私たちの皮膚を守ってくれています。

この皮膚常在菌は頭皮にもいます。皮膚常在菌は、皮脂をエサにして脂肪酸をつくり出しています。この脂肪酸があるから、人の皮膚は弱酸性を保てるのです。

外からやってくる細菌の多くは、酸性の環境では生きていけません。悪い菌を皮膚にくっつけないための天然のバリアを皮膚常在菌はつくってくれているのです。

こうして考えると、ヘアケアのために本当にシャンプーが必要なのか、ますます疑わしくなってきます。

なぜなら、シャンプーは先ほどお話ししたように、「洗浄成分」「脱脂成分」「保湿成分」「増泡成分（泡立ちをよくする）」「増粘成分（トロリとした粘度をつける）」「抗菌・殺菌成分」「香料」「色素」などの化学物質の塊だからです。その化学物質たちが、髪が自ら健康と清潔を保とうとする本来の働きを奪いとってしまうからです。

洗浄成分や脱脂成分は、汚れやホコリ、フケ、皮脂をとり除きます。しかし、その化学的な力は、髪や頭皮の潤いを保ってくれる皮脂まで根こそぎ落としてしまいます。しかも、その強力な作用によって、細胞のたんぱく質まで変性させてしまうのです。

また、石けんを1回使うと、皮膚常在菌のおよそ90％が洗い流されることがわかっています。ただ、菌がわずかでも残っていれば、再び増殖して、およそ12時間後にはもとの状態に戻ります。

ところが、強力な洗浄剤や脱脂剤、抗菌・殺菌成分を含むシャンプーを使ってしまうと、菌がほぼいなくなってしまいます。菌がエサとする皮脂もありません。こうなると、皮膚常在菌がすめる環境ではなくなり、肌はバリア機能を失います。

皮脂もない、皮膚常在菌もいないという無防備な状態で、頭皮や髪が外界にさらされ続ければ、どうなるでしょうか。

当然、頭皮も、頭皮の毛細血管も、毛球も、毛母細胞も、ダメージを負うでしょう。そうなれば、髪がやせ、艶やコシがなくなり、抜け毛が多くなり、薄毛が起こってきます。

しかも、皮脂をそっくりとってしまうので、頭皮と髪は乾燥します。洗い上がりがギシギシして、使い心地の悪さを感じます。そこで、洗い上がりをサラサラにするためにシャンプーやリンスには保湿成分が含まれます。その一つにシリコンがあります。最近、「ノンシリコン」をうたうシャンプーが人気です。シリコンが毛穴につまると、抜け毛や髪のベタつきが増えるという理由です。しかし結局のところ、シリコンに変わるような他の化学物質が使われているだけの話です。その代替成分の安全性について、メーカーは説明しているでしょうか。

　そもそも、天然の潤い成分である皮脂以上に、髪によい保湿剤があるはずがありません。それをとり去って、外から保湿剤をつける意味があるとは思えないのです。

　髪にも頭皮にも健康と若々しさを増進するための働きが、生来備わっています。その働きを高めて上げるために私たちにできることといえば、お湯で髪をゆすいで汚れやホコリをとり、余分な皮脂が落ちやすいよう十分にとかしてあげること、頭皮の血行をよくするために適度なマッサージをしてあげることくらいでしょう。

　髪を健康にするヘアケアとは、そんなささやかな習慣で十分なのです。

皮脂は天然の潤い成分だ

◆洗い過ぎるとフケが増えるワケ

私たちの身の回りにある洗剤類には、多くの化学物質が含まれています。その代表的なものが合成界面活性剤《かいめん》です。

界面活性剤とは、物質の境の面（界面）に働いて、性質をかえる物質の総称です。たとえば、水と油は混ざらない性質を持ちますが、界面活性剤を使うと水と油が混じりあい、汚れを落とす洗浄の働きをします。石けんも界面活性剤の一つです。

合成界面活性剤は、石けんよりもさらに洗浄力を高めるために化学物質を合成してつくられた洗浄剤です。多くのシャンプー類にも含まれています。泡立ちがよく、洗浄力も高く、安価であるため、メーカーは好んで使っているようです。

合成界面活性剤には、さまざまな種類があります。とくに問題視されるのは「ラウレス硫酸ナトリウム」「ポリオキシエチレンラウリルエーテル硫酸塩」など「硫酸系」の合成界面活性剤です。これらはたんぱく質と結合して変性を起こしやすいため、脱毛やアレルギー性皮膚炎の原因ともなります。さまざまな名称を持ちますが、「硫酸系」

と記載があれば、避けたほうがよいシャンプーといえるでしょう。

最近では、頭皮への悪影響を避けるために、「アミノ酸系」や「ベタイン系」「たんぱく質系」など洗浄作用が穏やかで、低刺激のものも多く出てきました。

では、そうした表示をうたっているものを選ぶとよいのでしょうか。いいえ。そうともいい切れないのです。私は、頭皮や毛髪を痛め、日本人の薄毛を増やしている一因は、洗いすぎにあると思っています。

洗い過ぎは皮膚常在菌をのぞいて、皮膚を中性にしてしまうばかりか、アトピー性皮膚炎や乾燥性皮膚炎を発症させる引き金となります。最近は、若い人でも冬になると、皮膚がカサカサになり、かゆくてしかたがないと訴える人たちも増えています。

人は誰でも老化にともない、肌が乾燥しやすくなります。ところが最近は、本来皮脂の分泌量が多い若い人であっても、カサカサ肌になっているのです。

「フケが多いから、髪をきれいにするためにシャンプーは手放せない」

と思っている人も多いでしょう。しかし、そのフケさえ、現在使っているシャンプーが原因になっているのかもしれません。

フケの原因には、乾性のものと脂性のものがあります。乾性フケは、頭皮の荒れと乾燥が原因となります。洗いすぎによって皮脂を根こそぎとってしまうと、頭皮が乾燥して荒れ、フケが出やすくなります。

脂性のフケも、シャンプーによる洗いすぎが原因しているのかもしれません。シャンプーの使用をすすめる人たちは、皮脂が多いとそれが毛穴をつまらせ、抜け毛を起こすといいます。「だから、シャンプーをして皮脂をきれいにとりのぞくことが大事」といいます。

こうした意見に真っ向から異を唱えているのが、美容形成外科医の宇津木龍一医師です。宇津木医師は著書『シャンプーをやめると、髪が増える』の中で、シャンプーを使って皮脂をすっかり洗い流すと、かえって皮脂が増えると語っています。皮脂が不自然な形でとり除かれ、不足すると、身体は皮膚を守るために皮脂を大量につくり出そうとします。これによって皮脂腺が発達し、よけいに脂性肌になるのです。

こうなると、皮脂腺の発達に栄養がとられ、髪をつくる細胞たちが栄養不足になって、髪が十分に成長できなくなると宇津木医師はいいます。

さらに問題なのは、その頭皮には皮膚常在菌がいなくなることです。脂性フケは、マラセチアというカビ菌の増加が原因です。マラセチアは皮脂や湿気の多い環境を好みます。カビ菌の繁殖を防いでくれるはずの皮膚常在菌がおらず、皮脂でベタベタした頭皮は、彼らの独壇場と化し、脂性フケの増加を招いてしまうのです。

こうして考えると、「フケを防ぐためにシャンプーする」という目的は、あらゆる面で考えても本末転倒であることがわかるでしょう。

人は、自分の立場からいろんなことをいいます。

シャンプーを売りたい人は「皮脂が諸悪の根源だ」と天然の潤い成分である皮脂を悪者にし、高価なシャンプーをすすめたい人は「安価な商品には危険な合成界面活性剤が含まれている」といって「低刺激だからすばらしい」と自社商品をすすめます。しかし、そこにもやはりなんらかの洗浄成分や使い心地をよくする成分が含まれているのであり、洗いすぎれば頭皮に負担をかけることになるでしょう。

頭皮と毛髪の健康を考える場合、改めるべきは「シャンプーは何を使うとよいのか」という思考です。「シャンプーは本当に必要なのか」と問い直しましょう。

「低刺激だからよい」というものではない

◆「天然だから髪にいい」は真実か？

洗いすぎると、薄い膜をはって私たちの皮膚を守っている皮脂膜とその下の角質層も傷つけられます。正常な角質層であれば、細胞が密に手を組んで何層にもわたって存在し、ダニやホコリなどアレルギーを引き起こす原因物質や、カビ菌などの病原体が皮膚の深部へ侵入するのを防いでいます。

ところが、洗いすぎによって皮脂膜がはがれると、角質層にすき間が生じ、皮膚を組織している細胞がバラバラになっていきます。皮膚に潤いを与えている水分の多くが蒸発して、皮膚に炎症を起こします。その炎症により、かゆみが出てきます。

「頭がかゆくてシャンプーをやめられない」という人もいるでしょう。そのかゆみも、おそらくはシャンプーの使いすぎによるものかもしれません。

新しい角質層が生まれて死ぬまで、皮膚はおよそ1カ月のサイクルで新旧交代をくり返しています。ところが、肌をゴシゴシ洗うことで、そのサイクルに狂いが生じます。髪を育む頭皮は、とてもデリケートな組織です。その頭皮を守るためには、「洗いすぎないこと」。この意識を持つことです。

一方で、「無添加、天然成分のシャンプーを使っているから大丈夫」という人もいると思います。「化学物質＝怖い、健康悪」という意識を消費者が持つようになると、今度は「無添加＝安心」「天然＝身体によい」という構図が生み出されました。「天然」という言葉には、清らかで、すがすがしいイメージがあります。そんな「髪に悪いことは何一つなく、自然の力で髪を育む」というイメージに結びつけられて天然シャンプーは生まれました。しかし、それは本当にあるがままの自然でしょうか。

これまでシャンプーの使いすぎに警鐘を鳴らしてきましたが、化学物質は全部ダメ、天然成分なら「よし」というつもりはありません。

天然成分の中には、アレルギー物質となるものがたくさんあります。小麦を使った化粧石鹸を愛用していた大勢の人が、小麦の食物アレルギーを発症してしまった事件は記憶に残っていることでしょう。

免疫力も腸の力も弱っている日本人は、いつ何が原因でアレルギーを発症するかわからない状態にあります。日本人の主食である米にアレルギー反応を起こしてしまう人も出てきているのです。愛用の天然シャンプーに入っていた一つの成分が、アレルギーを起こす危険性は否定できません。それによって頭皮が荒れ、抜け毛が増えてしまうこともあるのです。

今、日本人は「天然」や「自然」のイメージに向けて、国民がこぞって傾斜しています。「天然」「無添加」という表示があると、それだけで安心感を覚えて高いお金を出してしまうのは、イメージ戦略に乗ってしまっているといえるでしょう。

私は、発展途上国を中心に世界80カ国をめぐり、人に寄生する細菌や虫の研究をしてきました。ジャングルの奥地にすむようないくつもの原住民にも会ってきました。

そうした場所で私が感じた「自然」とは、私たち日本人が知っている「箱庭的な自然」とはかけ離れた存在です。本当の自然とはもっと恐ろしいものであり、神秘的で、人を受けつけないところがあります。

そうした自然を、人間が小手先で操作して商品化することなど到底できるはずもありません。「天然だから安心」というのは、科学的な根拠のないイメージです。

「天然」「無添加」にだまされない

◆シャンプー剤の効果効能を見極める

そうして考えてみると、シャンプーの世界は頭皮の本当の健康よりも、イメージ戦略が先行しているように感じます。「トニックシャンプー」「スカルプケア」「薬用」などは最たるものでしょう。

トニックシャンプーは、洗浄力がとても強く、メントールなどを配合しているため洗い上がりに爽快感を演出してくれます。

スカルプケアシャンプーは、頭皮ケアを目的としていて、皮脂をとり過ぎないよう洗浄力をやや抑えたシャンプーのことのようです。ちなみに、ご存じだと思いますが、「スカルプ」とは頭皮のことです。

薬用シャンプーとは、「医薬部外品」にあたるシャンプーの通称です。医薬部外品とは医薬品と化粧品の中間的な分類にあり、人体に対する作用が薬よりも穏やかであることと、薬事法に定められた商品のことです。厚生労働省が認可した効果・効能に有効な成分が、一定の濃度で配合され、予防や衛生を目的につくられています。

そうだとするならば、薬用シャンプーは頭皮と髪によく、薄毛を防いでくれそうなイメージがあります。具体的には、抗菌、抗炎症（かゆみ予防）、薄毛対策などに対する有効成分が含まれています。

しかし、薬用だからといって合成界面活性剤などの洗浄成分が使われていないわけではありません。これはトニックシャンプーもスカルプケアシャンプーも同じです。そうした抗菌作用の強いシャンプーで頭皮マッサージをしてしまえば、頭皮にいる皮膚常在菌が全滅してしまうでしょう。「薬用だから安心」とはいえないのです。

さらに、最近多いのは「弱酸性」をうたったものです。低刺激で頭皮によさそうなイメージを持たれている方も多いでしょう。なぜ、メーカーは「弱酸性だからお肌に優しい」とさかんにいうのでしょうか。

健康な皮膚の表面がpH5・4から6・0程度の弱酸性に保たれています。皮膚が弱酸性であれば、細菌感染や化学物質などの刺激から皮膚を守れます。弱酸性が流行する理由は、ここにあるのでしょう。

では、アルカリ性のものは頭皮によくないのでしょうか。そうすると、石けんはアルカリ性であるため、肌に悪いことになります。たしかに、高アルカリの石けんで洗うと、肌は一時的にアルカリ性に傾きます。健康な肌であれば、弱酸性に戻す中和機能を持ちますが、肌の弱い人や赤ちゃんはその回復力も弱いものです。この一面をとりあげて、「赤ちゃんにも安心」と、弱酸性の洗剤のメーカーは宣伝します。

しかし、本当に弱酸性の洗剤が肌や頭皮によいのでしょうか。「洗いすぎ」が肌を弱酸性から中性にしてしまうことを考えれば、「洗いすぎ」さえしなければ、アルカリ性の石けんでも問題ないはずです。たとえアルカリ性が問題になるとしても、洗ったあとにしっかりとすすげばよいのです。

しかも、弱酸性の状態で働く界面活性剤は今のところ合成したものしかなく、成分が不明で安心して使えるかどうかもわからないと聞きます。

いずれにしろ、「弱酸性」というのはあくまでも正常な肌や頭皮の状態のことで、弱酸性のシャンプーで洗うから頭皮によいという効果を示すものでないことは確かです。もちろん、弱酸性のシャンプーを使っているから毛髪力が高まるわけでもないのです。

「弱酸性は頭皮によい」という根拠はない

◆「湯シャン」をしよう

では、洗髪はどのようにすると髪によいのでしょうか。おすすめは「お湯シャンプー」、今ふうに縮めていうと「湯シャン」です。

湯シャンはハリウッドスターの間でも流行し、日本のタレントや人気歌手も行っているということで、実践している人も多いのではないでしょうか。

何を隠そう、私も湯シャンの実践者の1人です。

人の身体には、「修復力」「自浄力」「再生力」があることをお話ししました。それは毛髪や頭皮も同じことで、皮脂は「修復力」「自浄力」「再生力」を支える大事な役目を担っています。ただ、皮脂が増え過ぎると、ベタつきやフケ、かゆみの原因になります。酸化すれば、においと活性酸素を発生させる原因にもなります。

そうした余分な皮脂を洗い流すためには、基本的にお湯できれいに洗い流すだけで十分です。人はもともと自浄力が備わっているのですから、お湯で流すというささやかな手助けだけでことは足りるのです。

私もふだんは湯シャンのみです。お湯が熱すぎると皮脂をとり過ぎてしまうので、シャワーをぬるめに設定します。そうして、だいたい5分間くらいかけながら、ていねいに髪をすすぎ、頭皮をマッサージしていきます。

ただ、私はフサフサの髪をきれいに整えるために油を使っているので、数日に1度はシャンプーを使います。「なんだ、シャンプーを使うんじゃないか」と思われたでしょうか。でも、私が1回に使う量は、1～2滴です。髪につけた油を落とせばよいだけなので、1～2滴で十分なのです。

使用するシャンプーは、なんでもよいことにしています。数日に1度、1～2滴しか使わないのですから、わざわざ高価なものを買ったりはしません。

ただし、シャンプーは手で泡立てから髪だけにつけるようにし、泡で頭皮マッサージをするなどといった恐ろしいことはしません。なるべく頭皮につかないように気をつけながら、サッと髪を洗うだけです。

そして、頭皮にシャンプー剤が残らないように5分間以上かけてぬるま湯でしっかり洗い流します。ラウレス硫酸ナトリウムは、1分間シャワーですすいでも、使用した量の20％が髪と頭皮に残ってしまうというデータもあります。たかが1～2滴とはいえ、シャンプー剤が髪や頭皮につくと、洗い流すのには時間がかかるのです。

また、シャンプー剤にこだわりはありませんが、同じものを連続して使わないようにしています。同じシャンプー剤を使い続けていると、同一の成分を長期間、頭皮に続けることになるからです。シャンプーの成分の中に、万が一、体質に適さないものがあったとしても、商品をかえることで、そのリスクを回避できるでしょう。

なお、「天然」「無添加」をうたうものも使いません。貧乏なので高価なものは買えない、ということもありますが、シャンプー剤の場合、本当に防腐剤が入っていないと怖いからです。高温多湿の浴室に長期間置いておくシャンプー剤に防腐剤が入っていなければ、細菌やカビが発生するのは避けられないでしょう。

「髪に栄養や頭皮に栄養を与える」と宣伝するシャンプーにも興味はありません。皮膚は排泄器官であって、栄養を吸収する場所ではないからです。頭皮や毛母細胞の栄養となるのは、血液を通して届けられる、腸で消化吸収された食べ物だけです。

シャンプー剤より食べるものにお金をかける

◆リンスはシャンプーよりも髪を痛める原因？

お湯だけで髪を洗うようになると、リンスやコンディショナーも必要なくなります。天然の潤い成分である皮脂が、髪を適度にしっとりさせてくれるからです。

そもそも、リンスやコンディショナーはなんのためにするものなのでしょうか。

髪の毛の表面は、キューティクルという細胞に覆われています。髪のたんぱく質や水分が抜けないように働くとともに、外界からの悪影響を受けないように髪の毛を守っているのがキューティクルです。キューティクルは、細胞が6〜8枚ほど密着して重なりあい、顕微鏡で見るとウロコのような模様に見えます。このキューティクルが規則的に整った波状をしていると、髪の健康も守られ、ツヤもよくなります。

リンスやコンディショナーを使う目的はここにあるようです。「キューティクルを整え、守る」といってリンスなどを宣伝するテレビコマーシャルをよく見かけます。

しかし、キューティクルを壊しているのは、合成シャンプーです。強力な洗浄力によって、髪を守っている皮脂をとり除き、キューティクルを破壊しているのです。

このため、シャンプーだけで洗髪を終わらせると、髪がゴワゴワになります。このゴワゴワをサラサラにするために、リンスやコンディショナーが使われます。リンスなどには、シリコンなどの保湿剤が含まれます。保湿剤は、根こそぎ取り去られた皮脂のかわりに髪の毛をコーティングします。リンスをすると、髪の毛がしっとりサラサラになるのは、そこに含まれる化学成分によってコーティングされるからなのです。

しかし、シリコンなどのコーティング剤は、天然のキューティクルの代わりにはなれません。それどころかダメージを与えます。保湿剤は髪の毛だけでなく頭皮の毛穴を塞いでしまうため、髪や頭皮の呼吸を妨げてしまうのです。このことも、髪を細らせ、抜け毛を増やす要因になります。

しかも、リンスやコンディショナーは、シャンプー剤よりも危険性が高いともいわれています。使い方が保湿成分や香りを残すために軽く洗い流すだけなので、合成界面活性剤などの有害物質を髪や頭皮に残しやすいのです。

リンスやコンディショナーも必要なくなる「お湯洗髪」

◆水道水の塩素も抜け毛に追い討ちをかける

シャンプー剤にはこだわらない私ですが、シャワーヘッドにはこだわっています。シャワーヘッドは、塩素を除去できる浄水機能のついたものを使っています。塩素を頭皮につけたくないからです。

私は長年、腸内細菌の研究を続けてきました。日本人の腸内細菌は、戦前戦中のころから平均して3分の1にまで減っていると推測しています。毛髪力を高めるために、腸内細菌が大事な働きを担ってくれていることは、第2章でお話ししました。

日本人の腸内細菌が減っている理由は、食物繊維の摂取量の低下や、極端に清潔になりすぎた生活環境などいろいろ考えられますが、水道水にも重大な一因があると考えています。なぜなら、日本の水道水は、世界でいちばん塩素を含むからです。日本人は世界一、清潔を好み、細菌やにおいを極端に嫌う民族です。世界一のきれい好きが棲む国の水は、世界一、大量の殺菌剤を含んでしまっているのです。

WHO（世界保健機関）がヨーロッパにおいて定めた規制では、水道中の一般細菌数に制限を定めておらず、大腸菌群の混入は100回検査して5回以下ならば合格としています。ところが日本では、一般細菌数は1ml中100以下と厳しく、大腸菌群は1個たりとも検出されてはいけないとしているのです。

この塩素も活性酸素を発生させる原因となります。1回の洗髪で5分間もシャワーを浴び続ければ、大事な頭皮を塩素にさらし続けることになってしまいます。頭皮の健康を守ってくれている大事な皮膚常在菌を苦しめることにもなるでしょう。

この危険性を回避し、頭皮と毛母細胞に毛髪力を十分にふるってもらうために、私は浄水機能のついたシャワーヘッドを使っているのです。

また、塩素はお風呂のお湯にも含まれます。お風呂の塩素は、ビタミンCの粉末を耳かき1杯程度入れる、出がらしの緑茶をお茶パックに入れてお湯に浮かべる、炭の塊をお湯に入れておくなどの方法でも除去できます。こうした方法で塩素を除去した湯船のお湯を洗髪に使うのもよい方法だと思います。

浄水機能のついたシャワーヘッドを使う

◆日本人は虫を食べている？

抜け毛の改善には、腸内細菌にダメージを与えるものを避けることも大事です。先ほど、日本人の腸内細菌は、戦前戦中より3分の1も減っていることをお話ししました。その原因の一つとして、たくさんの加工食品を食べていることも見逃せません。

加工食品で問題となるのは、食品添加物です。

工場で大量生産されている加工品を毎日のように口にすることは、腸内細菌にダメージを与えることになります。加工食品のパッケージを裏返して、原材料欄を見てください。何を原材料としているのかわからない食品添加物名が並んでいます。

食品添加物については、厚生労働省がその安全性について「食品安全委員会による評価を受け、人の健康を損なうおそれのない場合に限って、成分の規格や、使用の基準を定めたうえで、使用を認めている」と発表しています。使用量に関しても、「国民一人当たりの摂取量を調査するなど、安全の確保に努めている」としています。しかし、厚労省が認可した食品添加物によって体調を崩している人がいるのも現実です。

たとえば、コチニールという着色料があります。きれいな赤色に発色する食品添加物で、ハムやソーセージ、ベーコンなどの加工肉、清涼飲料水、お菓子、イチゴジャムやイチゴシロップ、かまぼこなどによく使われています。

このコチニールの原料は、中南米を生息地とするカイガラムシ、またの名をエンジムシといいます。サボテンに寄生する体長3ミリほどの虫です。問題なのは気持ちの悪い虫を、知らず知らずに食べさせられていることではありません。「コチニールはもっとも安全な着色料」といわれてきましたが、日常的に摂取していることによって、コチニールにアレルギー反応を起こす人が増えてきているのです。

また、たびたび目にする「◯色◯◯号」と記載された着色料は、すべて石炭を原料とするタール色素です。シャンプー剤にもたびたび添加されていますが、加工食品にも多用されています。それを食品に添加する人たちは安全性を主張しますが、一方で発がん性やアレルギーの発症などが心配されていることも事実です。

なお、腸内細菌の最大の敵は防腐剤です。食品中の細菌の繁殖を防いで品質を保つために使用される添加物です。「防腐剤」というと聞こえが悪いので、最近では保存料と呼ばれています。保存料がほんの少し入っているだけで、菌は増殖できなくなります。そんな薬剤が毎日のように腸に入ってくれば、腸内細菌の減少は避けられません。

食品添加物には、天然由来のものと化学的に合成されたものがあります。どちらが安全でどちらが危険、と白黒つけることはできません。天然成分のものは、コチニールのようにアレルギーを起こす心配があります。化学物質は、腸に入ってくると活性酸素を発生させ、腸内細菌にダメージを与えます。体内に充満する活性酸素が頭皮に届けば、薄毛を進行させることになります。

加工食品を避けたほうがよい理由はもう一つあります。インスタント食品やファストフードなどの加工食品は、亜鉛の含有量が著しく低いだけでなく、亜鉛の吸収を妨げるリン酸塩という物質が多く含まれています。亜鉛は薄毛対策に重要なミネラルです。亜鉛含有量の多い食品をとることも大事ですが、その吸収を妨げる加工食品を避けることも、薄毛対策には必要です。

加工食品はなるべく口に入れない

◆清涼飲料水も抜け毛の原因になることが…

スポーツドリンクやジュースのような清涼飲料水も抜け毛を増やす一因になると、第1章にてお話ししました。清涼飲料水にも防腐剤や着色料、香料を含め、さまざまな食品添加物が加えられているからです。

加えてもう一つ、注目してほしい成分があります。

それは「フルクトースコーンシロップ」です。

薄毛に悩みつつも、ペットボトル飲料を日常的に飲んでいる人は、成分表をきちんと見てみることをおすすめします。「果糖ブドウ糖液糖」や「高果糖液糖」などと書かれていたら、フルクトースコーンシロップが含まれていることを示しています。

フルクトースコーンシロップは、１９７０年代に入ってから、米国で砂糖の代用として、トウモロコシから抽出して生産されるようになった甘味料です。甘さは砂糖の6倍もあり、簡単に安く製造でき、熱に強く変質しにくいのが特徴です。食品メーカーにとっては、非常に使い勝手のよい甘味料でしょう。最近では清涼飲料水だけでなく、菓子や焼き肉のタレにまで、幅広い加工食品に使われています。

このフルクトースコーンシロップはブドウ糖に比べてAGE化するスピードが10倍も速いことがわかってきました。

しかも、強い甘みが脳を強烈に刺激して依存性を高めるため、一度摂取するともっと欲しくなる性質があるといわれています。

他でもお話ししたように、AGEは頭皮の健康を阻害し、活性酸素を大量に発生させ、薄毛を進行させる一因となります。よって、薄毛をくいとめるには、体内のAGE量を増やさないことが大事です。

「のどがかわいたから」と何気なく飲んでいるスポーツドリンクやジュースなどの清涼飲料水が、体内のAGE量を増やし、薄毛を悪化させているかもしれません。また、缶コーヒーや紅茶などの缶飲料やペットボトル飲料にもよく含まれています。注意してください。

ジュースや缶コーヒーはＡＧＥを増やす

【毛髪ケアの要諦】薄毛を改善するための2カ条

第1カ条　シャンプー、リンスを使わずお湯だけで髪を洗う〝湯シャン〟を実践しよう

第2カ条　腸内細菌にダメージを与える食品添加物、合成甘味料を避ける

第5章

毛髪力を蘇《よみがえ》らせる水と食べ物たち

◆シリカ水を飲んで髪が増えた！

毛髪力をよみがえらせるには、食べ物、飲み物がとくに重要です。ただ、食べ物や飲み物にこだわったところで、腸が元気でなければ吸収率が落ちてしまいます。ですから、第2章でお話したようにまずは腸によい食事をして腸内環境を整えること。そのうえで、食べ物や飲み物に気を配っていくと、毛髪力を高められます。

そのことを前提としたうえで、まずは、飲み水から考えていきましょう。私は、ある水を毎日飲むようになったことで毛髪力がよみがえったことを実感しています。

その水とは、シリカを豊富に含む天然水です。

シリカというと、石英や水晶などの鉱物を思い出す人も多いでしょう。それらの鉱物に含まれるシリカの分子が、私たちの体内にも存在しています。人体にあるシリカは水溶性の分子で、水に溶け込む性質を持っています。

そのシリカが、私たちの体を構成する細胞の細胞膜にあり、強度を保つ働きをしていることがわかっています。

また、血管の弾力性を保つ作用もあります。髪の育成には、頭皮の毛細血管が丈夫で、活動的に働くことが不可欠です。シリカを毎日とっていると、血管の弾力性が高まり、血管年齢を若返らせることを期待できるのです。

しかも、シリカには体内のコラーゲンの生成を助ける働きがあります。

コラーゲンは皮膚を形成する大事なたんぱく質で、その量が皮膚の状態を左右します。40歳を過ぎたころから、肌のハリや弾力、シワなどが目立ち始めるのは、コラーゲンが急激に減り始める年代だからです。

頭皮も皮膚の一部であり、なんの対策も講じないと、頭皮のコラーゲンも減ってしまうことになります。そうなると、頭皮は柔軟性や弾力性、保湿性を失い、毛母細胞を育てる力をなくしてしまいます。

最近の研究では、コラーゲンの摂取が髪の毛を太くするという報告もされています。ただし、コラーゲンはサプリメントやドリンクなどで摂取するよりも、体内にて生成する力を高めるほうがよほど大事です。コラーゲンはたんぱく質の一種で、アミノ酸という最小分子によって形成されています。口から摂取したコラーゲンは、腸にてアミノ酸に分解されてから体内に吸収され、必要な部位に届けられて、たんぱく質として再形成されます。つまり、口からとったコラーゲンがそのまま頭皮や皮膚に働くわけではないのです。

ですから、体内のコラーゲンの生成力を高めるためには、シリカが欠かせません。ところがシリカは、体内で生成できないばかりか、成人で1日あたり10～40㎎ずつ消耗されていくことがわかっています。それを補うためにも、シリカを含む飲み物や食べ物を毎日とることが、毛髪力をよみがえらせるうえでの必要事項となってくるのです。

シリカを含む天然水は、いろいろあります。有名なのは、ハリウッドスターが愛飲していると知られているフィジーウォーターでしょう。

国内にも、良質なシリカ水はいくつかあります。九州の大地から湧き出す天然水には、シリカを含む水がよく見られます。

シリカの含有量は採水地によって違ってきます。

私が毎日飲んでいるのは、宮崎県小林市で湧くシリカ水です。初めてこの水と出会ったとき、シリカの含有量に驚きました。97㎎／Lもあったからです。国産の水でシリカの量がここまであるものはめずらしいといえるでしょう。

この水を1日1～2本(500ml)飲むようになって、髪の毛がずいぶん増えました。もともと日本人は、シリカを食事からとる習慣があったのです。粟やキビ、ヒエなどの雑穀や玄米に豊富に含まれているからです。日本では昔からこうした全粒穀物が日常的に食べられていたのですが、今では口にする機会がめったになくなりました。このことが、日本人のシリカ不足を招いているのでしょう。

シリカは、青のりやワカメ、ひじきなどの海藻類や、味噌や納豆などの大豆食品、ソバ、ゴマなどにも含まれます。サバやサンマなどにも見られます。

こうしたものを日常的に食べることでも、シリカの摂取量を増やせます。

私は体内のAGE量を増やさないために、朝と夜は主食をとりませんが、昼食にだけは小さな茶碗に半分だけご飯を食べます。そのときには、玄米に粟やキビ、ヒエなどの雑穀を一緒に炊き込んだ五穀米をいただくようにしています。

そのうえでシリカ水を毎日飲み、毛髪力を高めるように努めています。

◆活性酸素を消す「フィトケミカル」野菜グループ

化学合成された食品添加物は体内の活性酸素量を増やして薄毛を誘発しますが、食べ物で活性酸素を消去することもできます。そのためには、抗酸化力の高いものを食べることです。

抗酸化力の高い食べ物は、植物性の食品に多くあります。

植物は、炭酸ガスを吸収して、酸素を排出しています。酸素は活性酸素に変化しやすく、植物にとっても危険な物質です。そこで植物は自分の身を守るために「フィトケミカル」と呼ばれる抗酸化物質を大量に持つようになりました。

「フィト」とはギリシャ語で植物、「ケミカル」は化学物質の意味です。フィトケミカルには、活性酸素を無毒化する働きがあります。

では、フィトケミカルとはいったいどんな成分なのでしょうか。それは、野菜や果物の持つ「色」「香り」「辛み」「苦み」の成分です。この4つのいずれかを強く放つ野菜や果物に、強力な抗酸化力がみられます。

よって、色、香り、辛み、苦みのより強い野菜を好んで食べていれば、抗酸化力の高いフィトケミカルを豊富に摂取できます。わかりやすくいえば、旬や盛りの野菜や果物です。

同じ植物であっても、太陽の当たり方や土によってフィトケミカルの含有量はまったく違ってきます。日の光をたくさん浴びた露地栽培の野菜は、温室育ちよりもフィトケミカルが豊富です。つまり、季節はずれの高価なハウス栽培ものを買うよりも、売り場に山積みになった旬や盛りの野菜を食べていれば、毛髪力はそれだけで高まるのです。

フィトケミカルを効率よく摂取するには、食べ方も重要です。フィトケミカルは植物の細胞と細胞壁の中に多く存在します。効率よくとるには、調理の際に細胞壁を壊してあげることです。細胞壁は、熱を加えると壊れやすくなります。フィトケミカルは基本的に熱に強いものが多いので、加熱調理しても問題ありません。

私は、フィトケミカルをたっぷりとれるように、季節を問わず週に2〜3回は鍋料理を食べます。野菜を煮ると、細胞外にフィトケミカルが溶け出します。その煮汁ごと旬や盛りの野菜をたっぷりとれる鍋料理は、フィトケミカルを効率よく摂取するために最高の料理です。

鍋を食べるときには、いろいろな薬味をかけるようにしています。色みや香り、辛み、苦みの強いニンニクやショウガ、長ネギ、シソ、大根おろし、黒ゴマ、トウガラシなどにも、フィトケミカルはたっぷりと含まれています。

また、味噌汁は欠かさずに食べます。味噌汁には野菜のほか、ワカメやきのこも入れています。海藻類やキノコ類にも良質なフィトケミカルが含まれています。

さらに、よく噛んで食べることでも、フィトケミカルの摂取量を増やせます。植物の細胞壁を壊すようなつもりで、1口30回ゆっくりよく噛んで食べることです。

この食べ方は、体内の活性酸素の害を直接減らすうえでも役立ちます。唾液には、活性酸素を抑える酵素がたっぷりと含まれています。よく噛むと、唾液がたくさん出ます。その唾液と食べ物を一緒に腸に送り込んであげれば、体内に活性酸素が充満するのを防げるでしょう。

よく噛んで食べるメリットはそれだけではありません。あごをよく動かすことで、頭皮に刺激を与えて血行をよくできます。血行がよくなれば、頭皮や毛球に栄養をたっぷりと届けられるでしょう。一方、早食いはハゲの要因になります。

お酒の飲み方によっても、フィトケミカルの摂取量を増やせます。赤ワインには、ポリフェノールがたっぷり含まれます。ポリフェノールもフィトケミカルの一種です。飲み過ぎは抜け毛を増やす要因になりますが、お酒好きの人ならば一晩に赤ワインを2杯程度飲むことは、薄毛予防にも効果的でしょう。

緑茶に含まれるカテキンにも、強力な抗酸化作用があることがわかっています。日本各地を市町村ごとに細かくわけて長寿地域を探してみたところ、長寿地域の多くは緑茶を多く飲んでいる場所でした。緑茶のカテキンが活性酸素を抑え、老化を防いでいると考えられます。

カテキンは、ビタミンAを多く含む緑黄色野菜と食べ合わせると、細胞内への吸収が格段によくなることがわかっています。ビタミンAはにんじんやモロヘイヤ、カボチャ、ホウレン草、マンゴーなどに豊富に含まれています。ビタミンAは脂溶性の栄養素であるため、肉と一緒に食べると吸収率を高められます。

鍋と赤ワインの組み合わせは最強コンビ

◆ステーキを食べて性ホルモンを増やす

元気な百寿者が増えています。2015年には6万人を超える人が百寿者と認定されました。「肉は体に悪い」という人がいますが、これはとんでもない間違いです。元気な百寿者はみんな肉を食べています。

肉は健康な細胞をつくるために、大事な栄養素を大量にかかえています。その栄養素とは、コレステロールです。

ところがコレステロールは、血管を劣化させて動脈硬化を引き起こすとして、現代医療では悪玉物質のようにいわれます。健康診断の数値が高いと医師に注意され、薬の服用をすすめられるので、検査結果に一喜一憂する人は少なくないでしょう。

しかし、コレステロールは少々高めの人のほうが長生きであることは、大規模な統計によっても示されている事実です。日本脂質栄養学会も「コレステロール値は高いほうが長生き」という指針をまとめています。

私たちの体は、およそ37兆個の細胞からつくられています。細胞は1個1個が膜に包まれています。その細胞膜が丈夫でなければ、細胞は正常に機能できません。細胞が劣化すれば、老化と病気が起こってきます。

コレステロールは、健康と若々しさに大事な細胞膜の原料となるのです。それにもかかわらず、コレステロール量を不自然に減らせば、どうなるでしょうか。毛髪の観点から考えても、頭皮も毛母細胞も健康に保てず、髪に元気がなくなるのを避けられないでしょう。

コレステロールが本当の悪玉と化すのは、活性酸素と結びついたときです。コレステロールや中性脂肪などの脂質は活性酸素を浴びると過酸化脂質となります。この過酸化脂質こそが血管や細胞を傷つけて、動脈硬化を進行させる原因物質です。

つまり、コレステロールの値におびえて肉を控える必要はないのです。肉を食べるときには、過酸化脂質をつくり出さないよう、フィトケミカルをたっぷり含む野菜を一緒に食べればよいのです。

しかも、コレステロールは、性ホルモンの原料ともなる重要な物質です。

男性にとっても、女性にとっても、いくつになっても健康で若々しく活動的であり続けるためには、性ホルモンが不可欠であることは、第3章にてお話ししました。

しかし、生殖期を過ぎると人の性ホルモンは激減してしまいます。

女性の場合、女性ホルモンには毛髪を育む作用があります。女性ホルモンは閉経すると激減します。そのころから薄毛が進行する人が多くなります。

繰り返しますが、男性の場合は、男性ホルモンが薄毛の原因といわれますが、実際には男性ホルモンが頭皮にある5αリダクターゼと結びついた際に脱毛が起こります。よって、薄毛の改善には男性ホルモンの量よりも、5αリダクターゼを抑制できるよう、亜鉛を豊富に含む食材を積極的にとることのほうが、はるかに重要です。

むしろ、男性ホルモンが激減したままでいれば、更年期障害により体調が悪化し、血流が滞り、毛髪によいことはありません。

男女ともにお肉を食べて性ホルモンを増やすことは、毛髪力の向上に必要だったのです。

ただし、お肉は食べ方が大事です。毛髪の健康は、腸内細菌叢の状態にも影響されます。高脂肪の食事は、腐敗菌である悪玉菌を増やし、腸内環境を悪化させる原因になります。それを防ぐには、肉を食べる頻度が大事です。性ホルモンを増やしつつも、腸内環境を悪化させないためには、週に2~3回がちょうどよいと私は考えています。

日本の元気な百寿者に、聖路加国際病院名誉院長の日野原重明先生がいらっしゃいます。日野原先生は、私が社外取締役を務める医療総合会社の医療団のトップであり、3カ月に1度はお会いしています。100歳を超えてなお現役の医師を続けておられる日野原先生も、週に2回はステーキを食べています。ふだんは粗食とのことですが、一緒に食事をすると、こちらが驚いてしまうほど大きなステーキをペロリと食べてしまわれます。日野原先生はお髪もフサフサです。

私も週に2回はステーキを食べます。ステーキは食の楽しみでもありますが、男性ホルモンを増やし、髪の毛をフサフサにするための食養でもあります。牛肉には亜鉛も豊富に含まれているので、髪にもよいのです。

そのときには、良質のコレステロールを摂取できるよう国産の和牛を、腹8分目を守っていただきます。焼き方は、AGEの摂取をなるべく減らせるよう、ミディアムレアにしています。

週に2〜3回のステーキは贅沢ではなく食養

◆「プラスチック化されたオイル」

肉は頭皮の皮脂を増やすので控えたほうがよいという人がいます。たしかに食べ過ぎはよくありません。しかし、週に2〜3回ステーキを食べる程度であれば問題ないでしょう。むしろ、性ホルモンを枯らさないためには、肉が必要です。

皮脂の増加を問うならば、「見えない油」にもっと気を使うべきです。

カップ麺やレトルトカレー、冷凍食品、ファストフード、スナック菓子、コンビニやスーパーの安価なスイーツやアイス、菓子パンなど、加工食品の原材料欄を見ると「植物油」の名があるでしょう。調理法が見えないため、「油を摂取している」という意識もないまま、安価で危険な油を私たちは口にしてしまっています。

また、揚げ物などのお惣菜も多くの油を含んでいます。

加工食品やお惣菜などに使われる「見えない油」には、大量生産された安価な油が使われています。日本の消費量でもっとも多い油はキャノーラ油と菜種油、大豆油などのサラダ油です。

それらの油をご自宅に常備されている人も多いでしょう。しかし、髪の健康を思うのならば、悪い油をとってはいけません。抜け毛を増やす原因になります。

大量生産の油には、トランス脂肪酸が含まれています。高温の熱処理をくり返し行う製造過程の中で、体に害を及ぼす脂肪酸であるトランス脂肪酸が発生してしまうのです。

研究者の間では、トランス脂肪酸を含む油を「プラスチック化したオイル」と呼びます。トランス脂肪酸は植物油に水素が添加されることで生じます。この人工的な脂肪酸は、自然界にはないプラスチックのように、体内にて分解されにくく腐りにくいのです。体内にて蓄積されたトランス脂肪酸は、活性酸素を発生させます。

トランス脂肪酸はマーガリンやショートニングなどの個体の植物油にも大量に含まれます。スーパーやコンビニなどの菓子パンだけでなく、手作り店のパンにも、マーガリンやショートニングが使われていることがあります。

ファストフードのフライドポテトや、コンビニやスーパーの揚げ物は、ショートニングを大量に加えて上げられています。冷めても「カリッ」「サクッ」とする歯ざわりは、ショートニングによって演出されているものです。

このトランス脂肪酸も頭皮と髪の健康を損なう困った働きをします。

人の体を構成する約37兆個の細胞の膜は、コレステロールとともに油脂に含まれる脂肪酸を材料とします。細胞膜の材料となる脂肪酸には、オメガ6脂肪酸とオメガ3脂肪酸があります。

オメガ6脂肪酸は細胞膜を硬く丈夫にし、オメガ3脂肪酸は細胞膜を柔軟にします。両者がバランスよく存在することで、丈夫でありながら柔軟な細胞膜がつくられます。

ところが、体内にトランス脂肪酸があふれていると、細胞は分裂の際にこのトランス脂肪酸を材料に使ってしまうのです。

日本人にとってがんは、国民病となりました。2人に1人ががんになり、そのうちの3人に1人が命を落とす時代です。

がん細胞は、細胞分裂する際にコピーミスを生じ、突然変異を起こして発生します。そのときにトランス脂肪酸が材料として使われてしまうと、細胞膜を健全につくれず、がん細胞がより発生しやすくなると考えられています。

頭皮の細胞にもよいことは何もありません。トランス脂肪酸を含んだ細胞膜では、頭皮の柔軟性や厚みは失われ、血行も悪化することは避けられないでしょう。

トランス脂肪酸の危険性が問われるようになり、最近ではパーム油が大量に使われるようになりました。パーム油は世界でもっとも多く生産される植物油です。この名を聞いて「ピン」とくる人は少ないと思いますが、実は日本人1人あたりのパーム油の年間消費量はなんと4キログラムといわれています。

この油は半固形状で酸化しにくく安価だという長所を持ちます。揚げ物などに使えばサクッとしあがり、加工食品も口当たりよくしてくれます。

実際のところ、パーム油そのものの健康効果の是非は現時点でははっきりしていません。未精製の油は抗酸化作用の強力なビタミンEやβ - カロテンが豊富です。しかし、加工食品に使用されるのは、ほとんどが白く精製され、大量生産されたものです。精製すれば健康作用の高い栄養素は失われますし、大量生産の製造法でつくられればトランス脂肪酸を含んでしまうのは避けられません。

頭皮の健康を考えるならば、「見えない油」の存在をもっと意識することです。精製油を年間4キロも無意識に摂取していて、頭皮の健康によいはずがないのです。

「見えない油」の摂取量を減らす

◆頭皮をやわらかくするオメガ3脂肪酸のオイル

では、頭皮の健康のためには、どのような油を使うとよいでしょうか。いちばんのおすすめは、オメガ3脂肪酸を豊富に含む油です。具体的には、亜麻仁油とえごま油です。青背の魚にも豊富です。

オメガ3脂肪酸には、細胞膜を柔軟にする働きとともに、炎症を抑え、血管を広げ、血液をサラサラにする作用があります。頭皮を柔軟にし、血行をよくして、毛母細胞に栄養を行き渡らせるために、オメガ3脂肪酸は必要な栄養素です。

一方、オメガ6脂肪酸には、炎症をうながす作用があります。「炎症をうながす」というと悪いことのようですが、これも大事な生体反応です。ケガをして赤く腫れたり、風邪をひいてのどが痛んだり、鼻がつまったりなど、炎症が生じると不快な症状が表れます。しかし、炎症とは、病気やケガを治そうとする体の反応です。炎症が起こるとそれをおさめようと自然治癒力が起こり、体は病気やケガを治すことができます。

ただし、炎症反応が自然治癒力を高めるために必要であっても、それは最低限あればよいものです。ところが、オメガ6脂肪酸を過剰に摂取していると、炎症反応が強く表れるようになります。同じウイルスに感染して風邪を引いたとしても、人によって症状の度合いは違ってきます。それは、免疫力の差もありますが、オメガ脂肪酸の摂取量と摂取バランスによっても異なるものです。

オメガ3脂肪酸とオメガ6脂肪酸は、摂取バランスがとても大事です。理想は1対4とされています。ところが現代人は1対10、ひどい例になると1対50にもなっていることがわかっています。

現代人がオメガ6脂肪酸を過剰摂取してしまうのは、口にする油のほとんどがそれを大量に含むものだからです。紅花油、ひまわり油、綿実油、大豆油、コーン油、ゴマ油など、家庭にあたりまえのように常備されている油のほとんどが、オメガ6脂肪酸を主成分としています。

しかも、オメガ6脂肪酸はあらゆる食品に含まれています。野菜や果物、海藻にいたるまでオメガ6脂肪酸を持っています。ですから、ふつうの食事をしているだけで不足することはありません。それに加えて、オメガ6脂肪酸を大量に抱える油を使ってしまうと、過剰になってしまうのです。

脂肪酸の摂取バランスを整えることも、頭皮の健康増進には効果的です。オメガ6脂肪酸の過剰な食生活を続けてしまえば、頭皮が硬くなり、血行が悪くなることは避けらないでしょう。

アトピー性皮膚炎や乾燥性肌なども、オメガ6脂肪酸の過剰摂取が一因として考えらます。湯シャンではフケが気になるという人も、脂肪酸の摂取バランスを整える食生活をとり入れてみてください。

ただし、オメガ3脂肪酸は、熱に弱いという性質を持ちます。酸化しやすいのです。亜麻仁油やエゴマ油は、料理に風味づけとしてかけてとることをおすすめします。私は、サラダや冷奴、味噌汁、青菜のお浸しなどにかけて毎日とっています。青背の魚もお刺身で新鮮なうちにいただくと、良質のオメガ3脂肪酸を摂取できます。

私のお気に入りの料理は、生魚のカルパッチョです。新鮮なお刺身をお皿に並べ、亜麻仁油としょう油、酢をかけ、薬味をのせて、よく食べています。

亜麻仁油、エゴマ油、青背の魚をとる

◆若ハゲは生殖器の衰えている証?

東洋医学では、「髪は腎《じん》の華《はな》」といいます。

ここでいう腎とは、単に腎臓のことだけではなく、生殖器系、ホルモン系、中枢神経系、免疫系、造血系などを広くあわせた生命の源のことであり、「精」とも表現されます。これによって「腎は精の貯蔵場所」ともいわれます。

「髪は腎の華」というのは、髪は生命エネルギーがみなぎっている精華だという意味です。毛髪の健康のためには、髪そのものに働きかけるよりも、全身の生命力をみなぎらせて、精気を養うことが大事だといっているのです。そうすることで、髪は太くたくましく美しく育ちます。

一方、腎が衰えることを「腎虚《じんきょ》」といいます。セックスのし過ぎで精力が衰えることを「腎虚」といったりしますが、正しくは老化です。加齢とともに精力が衰え、生命エネルギーがなくなっている状態です。「精」がまったくなくなると死が訪れます。薄毛は腎虚の表れであり、若ハゲは若くして生殖器が衰えていることを示すというのが、東洋医学の考え方です。

また、髪は「血余」ともいいます。東洋医学でいう「血」とは、血液やホルモンなど体液の総称です。栄養素を身体各部に届け、体内を調整し、老廃物や毒素を排泄させるのが「血」の働きです。

髪は「血」の一部分であり、血液に余裕があるほど豊富な状態が「血余」です。髪がフサフサしてつややかである人は、血液の流れもよく生命活動が活発であることを表しています。

反対に、髪が薄かったり、毛が細かったりするのは、血流が悪くて栄養が髪に行き届いていないことを示しています。また、貧血の人は、髪に栄養が渡らないので薄毛になりやすくなります。

こうしたことから東洋医学では、髪の健康には血液をつくる食べものをとることが大事とされます。

「腎」によい食べ物は、魚介類の中ではイワシ、アンコウ、ウナギ、イカ、カキ、ハモ、サバ、フカヒレ、サザエなどです。

野菜や果物では、黒い食べ物がよいとされます。たとえば、黒ゴマ、黒豆、キクラゲなどです。また、山芋、里芋、ニラ、ニンニクもよいとされます。

また、「ネバネバした食べ物は精がつく」とよくいいます。ネバネバ食品には腎を補う働きがあると考えられているからです。たとえば、山芋や納豆、メカブ、オクラ、モロヘイヤなどのネバネバ食材3つ以上をしょう油で和える「ネバネバ3兄弟」は、毎日欠かさず食べています。

一方、「血」によい食べ物は、レバー、卵、ウナギ、貝類、ゴマ、ブドウ、プルーンなどがあります。

いろいろな食材を紹介しましたが、好きなものを覚えておいて、買い物をするときの参考にしてください。たとえば、刺し身を食べたい日にはサバやイカを加える、冬になったらカキ鍋を定番にする、朝食にはシラスと卵と黒ゴマを食べるようにする、黒豆茶を常備しておく、ときにはレバーを食べるなどと心がけるだけで、「腎」も「血」も養われていくことでしょう。

ネバネバ3兄弟で精をつける

◆若さの指標とされる「DHEA」のモト、いわし・納豆食

男性ホルモンの一種にDHEA（デヒドロエピアンドロステロン）があります。DHEAは長寿ホルモンともいわれ、生命力を高めるために重要な内分泌物です。男女ともに持っているホルモンで、副腎や性腺から分泌されています。

DHEAは男女ともに6～7歳ごろから分泌が増加し、20歳前後をピークに加齢とともに直線的に低下します。このため、人の老化度を知る代表的な指標として注目されてきました。

米国国立老化研究所が行った、ボルチモアに住む716人を25年間追跡した疫学調査では、長寿ホルモンのDHEA値の高い人は低い人より長寿だったという結果が示されました。

65歳以上の男性を25年間追跡調査した結果では、DHEA値が低い人の45％が亡くなっていたのに対し、値が高い人で亡くなっていたのは25％のみでした。

DHEAは、脳に多ければ脳を活性化し、筋肉に多ければ筋肉の作用を強くします。また、脂肪組織に働くので肥満予防と改善にもつながります。

さらに、皮膚に多ければ皮膚が若返り、頭皮に多ければ頭皮の働きが活性化します。よって、DHEAを増やすことも毛髪力の再生には効果的です。

米国では、DHEAのサプリメントが市販されています。DHEAの体内量を増やすと、老化プロセスを遅らせたり、あるいは若返らせたりできるとして、サプリメントが愛用されるのでしょう。

しかし、日本では認可されていません。理由は、DHEAが副腎や性腺で産生される男性ホルモンの一種だからです。素人が簡単に服用できるサプリメントとして販売するには弊害が大きいのです。

実際、ＤＨＥＡのサプリメントを長期間飲んでいると、前立腺や卵巣のがんになりやすかったり、症状を悪化させたりすることがわかっています。

では、ＤＨＥＡを体内で増やすにはどうするとよいでしょうか。

第一には、食事の工夫です。おすすめは、納豆です。納豆を食べるとＤＨＥＡの分泌量が増えます。納豆に含まれるイソフラボンはＤＨＥＡの材料になるからです。

もう一つ、大事な食材があります。それはイワシです。イワシに含まれるセレンには、副腎を活性化する働きがあります。ＤＨＥＡは副腎から分泌されますから、副腎を活性化すると、その分泌量を増やせるのです。

私がよく食べるのは、「イワシのつみれと納豆の味噌汁」です。イワシのつみれと納豆の風味がよくあい、体がポカポカと温まる絶品料理です。

第二には、運動の工夫です。心地よい程度のウォーキングやストレッチ、ヨガなど適度の運動がＤＨＥＡの分泌量を増やしてくれます。高齢者に30分間ほど軽めに運動をしてもらい、運動前後のＤＨＥＡ量を測定したところ、運動前に５５０μｇ／dLであったのが運動後は658μg／dLにも増えていました。

第三には、ストレス解消の工夫です。ストレスを過剰に負っていると、副腎はDHEAを分泌できなくなります。副腎はストレスにとても弱い繊細な臓器なのです。ストレス発散には、笑ったりリラックスしたりする時間を積極的に持つことです。また、副腎は冷えに弱いので、毎日のお風呂にゆっくりと浸かることも心がけてください。

「イワシのつみれと納豆の味噌汁」でDHEAを増やす

◆干し貝は「恋愛ホルモン」を増やす

生命力を高めて、性ホルモンを増やす食材は他にもあります。

たとえば、ハマグリは昔から強精剤として愛用され、江戸時代の人たちにも人気の食材でした。ハマグリのような二枚貝は、夫婦の絆の象徴ともされていました。

赤貝やカキ、ミル貝などの貝類を干したものも、江戸時代には強精剤として薬屋に置かれていました。

なぜ、干し貝は精力を高める作用があるのでしょうか。

干し貝には、チロシンというアミノ酸がたくさん含まれています。チロシンは、ドーパミンの材料となります。ドーパミンは「幸せホルモン」とも呼ばれる脳内物質です。快の感情や意欲をつかさどり、運動調節や学習などにもかかわっています。

ドーパミンの分泌量が豊富で十分に機能している人は、何事にも意欲的で明るい性格を示します。チロシンを豊富にとっておくと、このドーパミンの分泌量を増やせるというわけです。

ドーパミンは「恋愛ホルモン」ともいわれます。たとえば人以外の動物は恋愛をしないそうですが、人が恋をするとドーパミンが出現します。これが脳を覚醒させて興奮状態にし、快感を誘ったり創造性を発揮させたりします。

ドーパミンの原料を含む干し貝を食べていると、男女の気持ちが高揚しやすくなることを、江戸の人たちは知っていたのでしょう。

ただし、チロシンからドーパミンをつくり出せるのは、腸内細菌の数と種類が豊富で、腸内バランスが整っている人だけです。

腸内に入ってきたチロシンからドーパミンの前駆体をつくり、脳へ送り出す過程において、腸内細菌が深く関与しています。よって、腸内細菌叢が貧弱な人は、生命エネルギーも性欲も低下しやすく、恋のときめきも起こりにくいといえるのです。

また、貝類には亜鉛も多く含まれます。亜鉛不足が薄毛を招くことは、くり返しお話ししてきました。

腸内細菌を増やすと恋愛ホルモンも増える

◆髪の毛を育ててくれる大豆のイソフラボン

女性ホルモンには、毛髪を育てる働きがあるとお話ししました。女性にとって女性ホルモンが激減する50歳前後は、薄毛になるかどうかの一つの分岐点ともなります。

女性ホルモンも、原料となるのはコレステロールです。

ただし、主要な女性ホルモンであるエストロゲンは、テストステロンやDHEAなどの男性ホルモンから変換されてつくられています。201ページで紹介したようなDHEAを増やす食べ物をふだんからとっておくことは、女性の薄毛を防ぐうえでも大事なことです。

さらに納豆もそうですが、大豆製品を日頃から十分にとっておくことも効果的です。大豆製品にはイソフラボンという栄養素が含まれます。イソフラボンはエストロゲンと分子構造がよく似ていて、エストロゲンの作用を一部変わって行ってくれることがわかっています。閉経してエストロゲンが激減してしまっても、イソフラボンを豊富にとっておくことで、その働きを補うことができます。

しかも、日ごろから大豆製品をきちんととっている女性は、乳がんになりにくいこともわかっています。

大豆製品の重要性は、男性にとっても当てはまります。イソフラボンが女性ホルモンのような働きをして、毛髪力を高めてくれるからです。

では、どのくらいのイソフラボンをとるとよいのでしょうか。

食品安全委員会の報告では、1日にイソフラボンを75㎎ほどとるとよいとしています。食品にして表すと、豆腐ならば1丁、納豆ならば2パック、豆乳ならば200mLのパックを2本程度の量です。

ところが実際には、日本人の1日の平均摂取量は、30㎎程度といわれます。半分以下しかとれていないのです。これではイソフラボンの働きを十分には期待できません。毛髪力を高めるためには、現在食べている大豆製品の倍の量をとるようにしていきましょう。

イソフラボンの健康効果に注目が集まると、これをサプリメントや飲料にした商品も多く販売されるようになりました。

しかし、私はサプリメントなどでの摂取をおすすめしません。イソフラボンは食事から摂取するのが望ましい栄養素だからです。

とくに閉経前の女性が過剰に摂取すると、血中ホルモン量が乱れて、生理周期にも影響を及ぼしかねません。子宮内膜症を発症するという危険が起こりやすくなります。イソフラボンの摂取量を増やすことは、サプリメントなどに頼らなくても、さほど難しいことではありません。毎食の味噌汁に豆腐を加え、毎朝納豆を1パック食べ、おやつの時間に豆乳を1パック飲んでおけば十分です。

なお、イソフラボンもフィトケミカルの一種です。高い抗酸化力を持っています。活性酸素の害を消しつつ、女性ホルモンのように働いてくれるイソフラボンの豊富な大豆は、毛髪力を高める万能食ともいえるのでしょう。

豆腐と納豆で抜け毛を防ぐ

【発毛食の要諦】薄毛を改善するための2カ条

第1カ条　頭皮のコラーゲン生成をうながす良質のシリカ水を毎日飲む

第2カ条　フィトケミカルの宝庫・色や味の濃い野菜、ネバネバ食材、血をつくる食材を毎日食べる

エピローグ

発毛生活のセオリー

薄毛の改善に必要な項目を以下にまとめました。

「なぁんだ、薄毛の改善って、実はこんなに簡単なことだったんだ」

そう思われたことでしょう。

すべてを実践できなくても、できるところから行っていってください。

実践できることが1つずつ増えていくにしたがって、毛髪力もだんだんとよみがっていくことでしょう。

◆◆◆◆◆◆◆◆◆◆◆◆◆◆◆◆◆◆◆◆◆◆◆◆◆◆

【食事編】

□ 白い主食は食べない
□ 焦げたものはなるべく食べない
□ 満腹になるまで食べない

□ 食物繊維の多い食事をする
□ ワカメを毎日食べる
□ 発酵食品を食べる
□ カキやウナギ、レバーをときどき食べる
□ 週に2〜3回ステーキを食べる
□ 「ネバネバ3兄弟」を食べる
□ 豆腐を食べる
□ 「色」「香り」「辛み」「苦み」の濃い野菜を食べる
□ 亜麻仁油、エゴマ油を常備する
□ ペットボトル飲料や缶コーヒーを飲まない
□ シリカ水を飲む
□ お酒は一日に赤ワイン2杯まで
□ 加工食品はなるべく食べない

【生活編】

□ 身の回りの菌を排除しない
□ 男は筋トレ、女はヨガ
□ 起床時には外に出て深呼吸する
□ 夜は真っ暗にして寝る
□ 男は赤パン、女はピンクのパンツ
□ シャンプーやリンスは使わない
□ 湯シャンをする
□ シャワーヘッドにこだわる
□ 薄毛男子はモテることを知り、自信を持つ

おわりに

★藤田紘一郎・私の歩んだ発毛への日々

55歳ごろ

抜け毛が増え、頭頂部の薄毛が気になりだす。

〈BADな生活〉

白米、麺類、パン、あまいものが大好きで、毎日欠かさず食べていた。東京医科歯科大学の教授職にありストレス過剰な生活。暴飲暴食をくり返す。

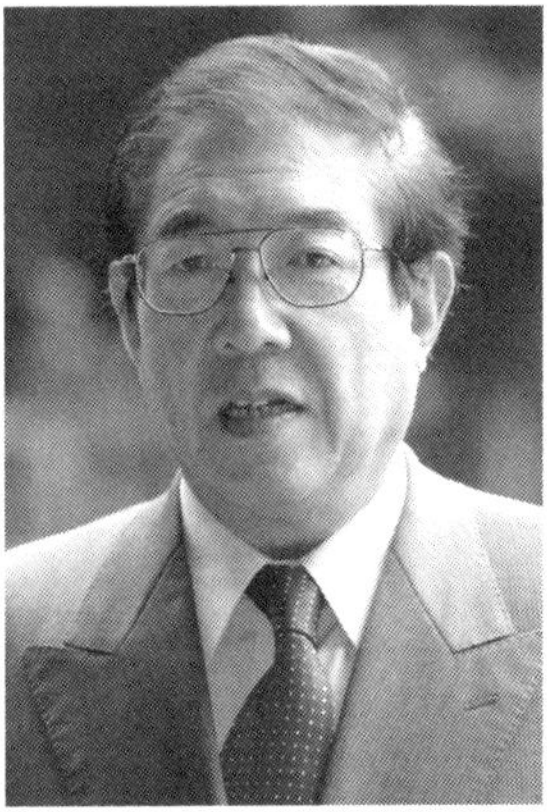

▶55歳当時

63歳

夏場、ペットボトル症候群（スポーツドリンクや清涼飲料水などを大量に飲み続けることによって起こる急性の糖尿病）を発症。

糖尿病の専門医の指示にしたがい、食事（カロリー）制限を開始したが、血糖値は安定せず、インスリン療法を併用。糖尿病の症状は何とか抑制していたが、薄毛はますます進み、髪に張りがなく、毛に元気のなさを感じる。鏡を見るたびに、ため息の出る生活。

66歳

日本の最北端の利尻島から湧き出る天然水と出会う。発毛に重要なミネラル「シリカ」を豊富に含み、抗酸化力の高さに驚く。

〈GOODな生活〉

利尻島の天然水を1日ペットボトル（500ml）1～2本飲むようにする。

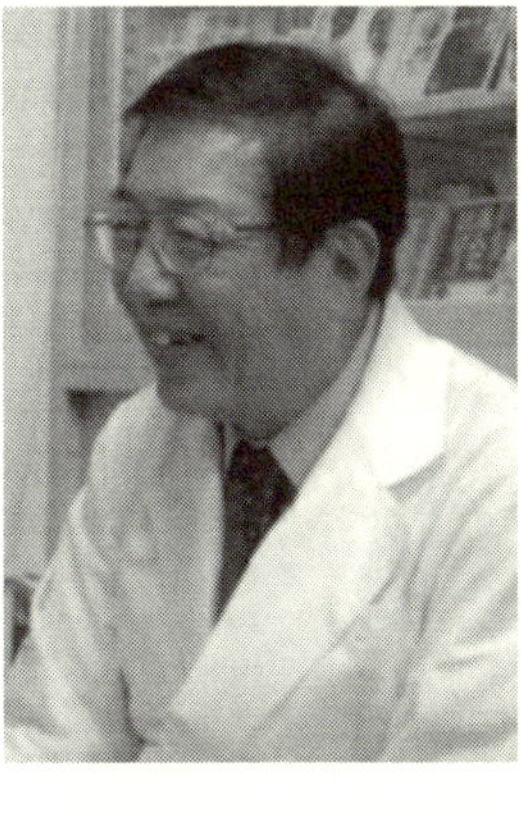

◀66歳ごろ

71歳（8月）

夏の盛り、再び糖尿病を発症。「自分の体は自分の体の力で治す」と国内外の多くの論文を読み漁り、糖質制限を8月にスタート。

71歳（10月）

糖質制限を始めてからわずか2か月間で、血糖値は基準値まで低下。

コレステロール値、中性脂肪値、ヘモグロビンA1cの値も安定し、体重が適正値まで減る。

この頃、抜け毛が明らかに減ったことを実感する。

〈GOODな生活〉

藤田流糖質制限は、白く精製した主食、砂糖をとらないことが基本。無理はしない。

腸内細菌が喜び、フィトケミカルの豊富な根菜類は、よく噛んでほどよく食べる。

昼食には、玄米や五穀米などの全粒穀物のご飯を小さなお茶碗に1杯いただく。

72歳

糖質制限を始めてからおよそ6カ月後、頭頂部の薄毛が小さくなってきたことを確認。髪がフサフサとしてきた。毎朝、鏡で頭髪を整えることが楽しくなる。

〈GOODな生活〉

宮崎県小林のシリカ水を1日1～2本飲み始める。国産の水でシリカの含有量が97㎎／Lもあるのは珍しく、この水と出会ったときには感嘆した。飲み始めてから約2カ月後、髪に張りが戻り、毛髪力がさらに高まったことを感じる。

76歳

現在。55歳の頃の自分よりも、髪がフサフサし、心身ともに元気であることを実感。毎日を楽しんでいる。

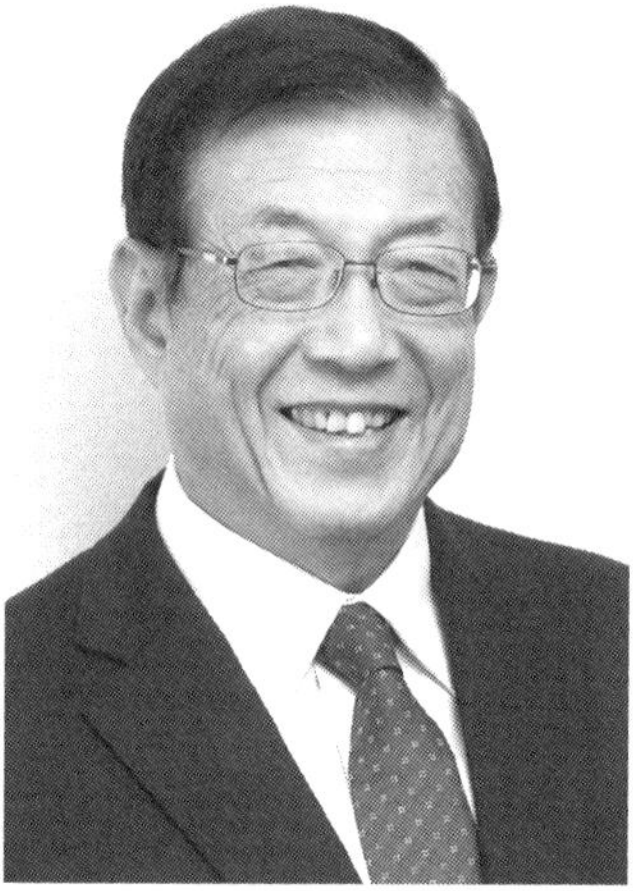

▶76歳現在

著者紹介

藤田紘一郎（ふじた　こういちろう）

1939 年、旧満州生まれ。東京医科歯科大学医学部卒。

東京大学大学院医学系研究科修了。医学博士。

金沢医科大学教授、長崎大学教授、東京医科歯科大学大学院教授を経て、現在、東京医科歯科大学名誉教授。専門は寄生虫学と熱帯医学、感染免疫学。1983 年に寄生虫体内のアレルゲン発見で日本寄生虫学会小泉賞を、2000 年にはヒト ATL ウイルス伝染経路などの研究で日本文化振興会社会文化功労賞および国際文化栄誉賞を受賞。

主な著書に『脳はバカ、腸はかしこい』（三五館）、『腸をダメにする習慣、鍛える習慣』『腸内細菌を味方にする３０の方法』（共にワニブックス PLUS 新書）アレルギーの９割は腸で治る！] (だいわ文庫) など多数。

藤田《ふじた》博士《はかせ》の毛髪蘇生法《もうはつそせいほう》

55歳《さい》のハゲた私《わたし》が
76歳《さい》でフサフサになった理由《りゆう》

2016年4月21日　第1刷発行
2022年4月30日　第23刷発行

著　者　藤田《ふじた》　紘一郎《こういちろう》

発行者　尾嶋　四朗

発行所　株式会社 青 萠 堂

〒162-0812　新宿区西五軒町10-1
柳沢ビル3F
Tel　03-3260-3016
Fax　03-3260-3295
印刷／製本 中央精版印刷株式会社

ISBN978-4-908273-00-1 C0047